中国古医籍整理丛书

程氏释方

明·程伊 撰

金秀梅 孙彦永 尹永田 校注

中国中医药出版社

·北 京·

图书在版编目（CIP）数据

程氏释方／（明）程伊撰；金秀梅，孙彦永，尹永田校注 . —北京：中国中医药出版社，2017.11

（中国古医籍整理丛书）

ISBN 978 - 7 - 5132 - 3946 - 2

Ⅰ. ①程… Ⅱ. ①程… ②金… ③孙… ④尹… Ⅲ. ①方书 - 中国 - 明代 Ⅳ. ①R289.348

中国版本图书馆 CIP 数据核字（2017）第 001448 号

中 国 中 医 药 出 版 社 出 版

北京市朝阳区北三环东路 28 号易亨大厦 16 层

邮政编码 100013

传真 010 - 64405750

廊坊市三友印务装订有限公司印刷

各地新华书店经销

*

开本 710×1000 1/16 印张 15 字数 124 千字

2017 年 11 月第 1 版 2017 年 11 月第 1 次印刷

书 号 ISBN 978 - 7 - 5132 - 3946 - 2

*

定价 79.00 元

网址 www.cptcm.com

国家中医药管理局
中医药古籍保护与利用能力建设项目
组织工作委员会

主　任　委　员　王国强

副　主　任　委　员　王志勇　李大宁

执行主任委员　曹洪欣　苏钢强　王国辰　欧阳兵

执行副主任委员　李　昱　武　东　李秀明　张成博

委　　　　员

各省市项目组分管领导和主要专家

（山东省）武继彪　欧阳兵　张成博　贾青顺

（江苏省）吴勉华　周仲瑛　段金廒　胡　烈

（上海市）张怀琼　季　光　严世芸　段逸山

（福建省）阮诗玮　陈立典　李灿东　纪立金

（浙江省）徐伟伟　范永升　柴可群　盛增秀

（陕西省）黄立勋　呼　燕　魏少阳　苏荣彪

（河南省）夏祖昌　刘文第　韩新峰　许敬生

（辽宁省）杨关林　康廷国　石　岩　李德新

（四川省）杨殿兴　梁繁荣　余曙光　张　毅

各项目组负责人

王振国（山东省）　王旭东（江苏省）　张如青（上海市）

李灿东（福建省）　陈勇毅（浙江省）　焦振廉（陕西省）

蔡永敏（河南省）　鞠宝兆（辽宁省）　和中浚（四川省）

项目专家组

顾　问　马继兴　张灿玾　李经纬

组　长　余瀛鳌

成　员　李致忠　钱超尘　段逸山　严世芸　鲁兆麟
　　　　郑金生　林端宜　欧阳兵　高文柱　柳长华
　　　　王振国　王旭东　崔　蒙　严季澜　黄龙祥
　　　　陈勇毅　张志清

项目办公室（组织工作委员会办公室）

主　任　王振国　王思成

副主任　王振宇　刘群峰　陈榕虎　杨振宁　朱毓梅
　　　　刘更生　华中健

成　员　陈丽娜　邱　岳　王　庆　王　鹏　王春燕
　　　　郭瑞华　宋咏梅　周　扬　范　磊　张永泰
　　　　罗海鹰　王　爽　王　捷　贺晓路　熊智波

秘　书　张丰聪

前　言

　　中医药古籍是传承中华优秀文化的重要载体，也是中医学传承数千年的知识宝库，凝聚着中华民族特有的精神价值、思维方法、生命理论和医疗经验，不仅对于传承中医学术具有重要的历史价值，更是现代中医药科技创新和学术进步的源头和根基。保护和利用好中医药古籍，是弘扬中国优秀传统文化、传承中医学术的必由之路，事关中医药事业发展全局。

　　1949 年以来，在政府的大力支持和推动下，开展了系统的中医药古籍整理研究。1958 年，国务院科学规划委员会古籍整理出版规划小组在北京成立，负责指导全国的古籍整理出版工作。1982 年，国务院古籍整理出版规划小组召开全国古籍整理出版规划会议，制定了《古籍整理出版规划（1982—1990）》，卫生部先后下达了两批 200 余种中医古籍整理任务，掀起了中医古籍整理研究的新高潮，对中医文化与学术的弘扬、传承和发展，发挥了极其重要的作用，产生了不可估量的深远影响。

　　2007 年《国务院办公厅关于进一步加强古籍保护工作的意见》明确提出进一步加强古籍整理、出版和研究利用，以及

"保护为主、抢救第一、合理利用、加强管理"的方针。2009年《国务院关于扶持和促进中医药事业发展的若干意见》指出，要"开展中医药古籍普查登记，建立综合信息数据库和珍贵古籍名录，加强整理、出版、研究和利用"。《中医药创新发展规划纲要（2006—2020)》强调继承与创新并重，推动中医药传承与创新发展。

2003~2010年，国家财政多次立项支持中国中医科学院开展针对性中医药古籍抢救保护工作，在中国中医科学院图书馆设立全国唯一的行业古籍保护中心，影印抢救濒危珍本、孤本中医古籍1640余种；整理发布《中国中医古籍总目》；遴选351种孤本收入《中医古籍孤本大全》影印出版；开展了海外中医古籍目录调研和孤本回归工作，收集了11个国家和2个地区137个图书馆的240余种书目，基本摸清流失海外的中医古籍现状，确定国内失传的中医药古籍共有220种，复制出版海外所藏中医药古籍133种。2010年，国家财政部、国家中医药管理局设立"中医药古籍保护与利用能力建设项目"，资助整理400余种中医药古籍，并着眼于加强中医药古籍保护和研究机构建设，培养中医古籍整理研究的后备人才，全面提高中医药古籍保护与利用能力。

在此，国家中医药管理局成立了中医药古籍保护和利用专家组和项目办公室，专家组负责项目指导、咨询、质量把关，项目办公室负责实施过程的统筹协调。专家组成员对古籍整理研究具有丰富的经验，有的专家从事古籍整理研究长达70余年，深知中医药古籍整理研究的重要性、艰巨性与复杂性，履行职责认真务实。专家组从书目确定、版本选择、点校、注释等各方面，为项目实施提供了强有力的专业指导。老一辈专家的学术水平和智慧，是项目成功的重要保证。项目承担单位山东中医药大学、南京中医药大学、上海中医药大学、福建中医药大学、浙江省中医药研究院、陕西省中医药研究院、河南省中医药研究院、辽宁中医药大学、成都中医药大学及所在省市中医药管理部门精心组织，充分发挥区域间互补协作的优势，并得到承担项目出版工作的中国中医药出版社大力配合，全面推进中医药古籍保护与利用网络体系的构建和人才队伍建设，使一批有志于中医学术传承与古籍整理工作的人才凝聚在一起，研究队伍日益壮大，研究水平不断提高。

　　本着"抢救、保护、发掘、利用"的理念，该项目重点选择近60年未曾出版的重要古医籍，综合考虑所选古籍的保护价值、学术价值和实用价值。400余种中医药古籍涵盖了医经、基础理论、诊法、伤寒金匮、温病、本草、方书、内科、外科、女科、儿科、伤科、眼科、咽喉口齿、针灸推拿、养生、医案医话医论、医史、临证综合等门类，跨越唐、宋、金元、明以迄清末。全部古籍均按照项目办公室组织完成的行业标准《中医古籍整理规范》及《中医药古籍整理细则》进行整理校注，绝大多数中医药古籍是第一次校注出版，一批孤本、稿本、抄本更是首次整理面世。对一些重要学术问题的研究成果，则集中收录于各书的"校注说明"或"校注后记"中。

　　"既出书又出人"是本项目追求的目标。近年来，中医药古籍整理工作形势严峻，老一辈逐渐退出，新一代普遍存在整理研究古籍的经验不足、专业思想不坚定等问题，使中医古籍整理面临人才流失严重、青黄不接的局面。通过本项目实施，搭建平台，完善机制，培养队伍，提升能力，经过近5年的建设，锻炼了一批优秀人才，老中青三代齐聚一堂，有效地稳定了研究队伍，为中医药古籍整理工作的开展和中医文化与学术的传承提供必备的知识和人才储备。

本项目的实施与《中国古医籍整理丛书》的出版，对于加强中医药古籍文献研究队伍建设、建立古籍研究平台，提高古籍整理水平均具有积极的推动作用，对弘扬我国优秀传统文化，推进中医药继承创新，进一步发挥中医药服务民众的养生保健与防病治病作用将产生深远影响。

第九届、第十届全国人大常委会副委员长许嘉璐先生，国家卫生计生委副主任、国家中医药管理局局长、中华中医药学会会长王国强先生，我国著名医史文献专家、中国中医科学院马继兴先生在百忙之中为丛书作序，我们深表敬意和感谢。

由于参与校注整理工作的人员较多，水平不一，诸多方面尚未臻完善，希望专家、读者不吝赐教。

国家中医药管理局中医药古籍保护与利用能力建设项目办公室
二〇一四年十二月

许 序

"中医"之名立，迄今不逾百年，所以冠以"中"字者，以别于"洋"与"西"也。慎思之，明辨之，斯名之出，无奈耳，或亦时人不甘泯没而特标其犹在之举也。

前此，祖传医术（今世方称为"学"）绵延数千载，救民无数；华夏屡遭时疫，皆仰之以度困厄。中华民族之未如印第安遭染殖民者所携疾病而族灭者，中医之功也。

医兴则国兴，国强则医强。百年运衰，岂但国土肢解，五千年文明亦不得全，非遭泯灭，即蒙冤扭曲。西方医学以其捷便速效，始则为传教之利器，继则以"科学"之冕畅行于中华。中医虽为内外所夹击，斥之为蒙昧，为伪医，然四亿同胞衣食不保，得获西医之益者甚寡，中医犹为人民之所赖。虽然，中国医学日益陵替，乃不可免，势使之然也。呜呼！覆巢之下安有完卵？

嗣后，国家新生，中医旋即得以重振，与西医并举，探寻结合之路。今也，中华诸多文化，自民俗、礼仪、工艺、戏曲、历史、文学，以至伦理、信仰，皆渐复起，中国医学之兴乃属必然。

迄今中医犹为国家医疗系统之辅，城市尤甚。何哉？盖一则西医赖声、光、电技术而于20世纪发展极速，中医则难见其进。二则国人惊羡西医之"立竿见影"，遂以为其事事胜于中医。然西医已自觉将入绝境：其若干医法正负效应相若，甚或负远逾于正；研究医理者，渐知人乃一整体，心、身非如中世纪所认定为二对立物，且人体亦非宇宙之中心，仅为其一小单位，与宇宙万象万物息息相关。认识至此，其已向中国医学之理念"靠拢"矣，虽彼未必知中国医学何如也。唯其不知中国医理何如，纯由其实践而有所悟，益以证中国之认识人体不为伪，亦不为玄虚。然国人知此趋向者，几人？

国医欲再现宋明清高峰，成国中主流医学，则一须继承，一须创新。继承则必深研原典，激清汰浊，复吸纳西医及我藏、蒙、维、回、苗、彝诸民族医术之精华；创新之道，在于今之科技，既用其器，亦参照其道，反思己之医理，审问之，笃行之，深化之，普及之，于普及中认知人体及环境古今之异，以建成当代国医理论。欲达于斯境，或需百年欤？予恐西医既已醒悟，若加力吸收中医精粹，促中医西医深度结合，形成21世纪之新医学，届时"制高点"将在何方？国人于此转折之机，能不忧虑而奋力乎？

予所谓深研之原典，非指一二习见之书、千古权威之作；就医界整体言之，所传所承自应为医籍之全部。盖后世名医所著，乃其秉诸前人所述，总结终生行医用药经验所得，自当已成今世、后世之要籍。

盛世修典，信然。盖典籍得修，方可言传言承。虽前此50余载已启医籍整理、出版之役，惜旋即中辍。阅20载再兴整理、出版之潮，世所罕见之要籍千余部陆续问世，洋洋大观。

今复有"中医药古籍保护与利用能力建设"之工程，集九省市专家，历经五载，董理出版自唐迄清医籍，都400余种，凡中医之基础医理、伤寒、温病及各科诊治、医案医话、推拿本草，俱涵盖之。

噫！璐既知此，能不胜其悦乎？汇集刻印医籍，自古有之，然孰与今世之盛且精也！自今而后，中国医家及患者，得览斯典，当于前人益敬而畏之矣。中华民族之屡经灾难而益蕃，乃至未来之永续，端赖之也，自今以往岂可不后出转精乎？典籍既蜂出矣，余则有望于来者。

谨序。

第九届、十届全国人大常委会副委员长

许嘉璐

二〇一四年冬

王 序

中医学是中华民族在长期生产生活实践中，在与疾病作斗争中逐步形成并不断丰富发展的医学科学，是中国古代科学的瑰宝，为中华民族的繁衍昌盛作出了巨大贡献，对世界文明进步产生了积极影响。时至今日，中医学作为我国医学的特色和重要医药卫生资源，与西医学相互补充、相互促进、协调发展，共同担负着维护和促进人民健康的任务，已成为我国医药卫生事业的重要特征和显著优势。

中医药古籍在存世的中华古籍中占有相当重要的比重，不仅是中医学术传承数千年最为重要的知识载体，也是中医为中华民族繁衍昌盛发挥重要作用的历史见证。中医药典籍不仅承载着中医的学术经验，而且蕴含着中华民族优秀的思想文化，凝聚着中华民族的聪明智慧，是祖先留给我们的宝贵物质财富和精神财富。加强对中医药古籍的保护与利用，既是中医学发展的需要，也是传承中华文化的迫切要求，更是历史赋予我们的责任。

2010 年，国家中医药管理局启动了中医药古籍保护与利用能力建设项目。这既是传承中医药的重要工程，也是弘扬优秀民族文化的重要举措，不仅能够全面推进中医药的有效继承和创新发展，为维护人民健康做出贡献，也能够彰显中华民族的璀璨文化，为实现中华民族伟大复兴的中国梦作出贡献。

相信这项工作一定能造福当今，嘉惠后世，福泽绵长。

国家卫生和计划生育委员会副主任

国家中医药管理局局长

中华中医药学会会长

王国强

二〇一四年十二月

马 序

　　新中国成立以来，党和国家高度重视中医药事业发展，重视古籍的保护、整理和研究工作。自 1958 年始，国务院先后成立了三届古籍整理出版规划小组，分别由齐燕铭、李一氓、匡亚明担任组长，主持制订了《整理和出版古籍十年规划（1962—1972）》《古籍整理出版规划（1982—1990）》《中国古籍整理出版十年规划和"八五"计划（1991—2000）》等，而第三次规划中医药古籍整理即纳入其中。1982 年 9 月，卫生部下发《1982—1990 年中医古籍整理出版规划》，1983 年 1 月，中医古籍整理出版办公室正式成立，保证了中医古籍整理出版规划的实施。2002 年 2 月，《国家古籍整理出版"十五"（2001—2005）重点规划》经新闻出版署和全国古籍整理出版规划领导小组批准，颁布实施。其后，又陆续制定了国家古籍整理出版"十一五"和"十二五"重点规划。国家财政多次立项支持中国中医科学院开展针对性中医药古籍抢救保护工作，文化部在中国中医科学院图书馆专门设立全国唯一的行业古籍保护中心，国家先后投入中医药古籍保护专项经费超过 3000 万元，影印抢救濒危珍、善、孤本中医古籍 1640 余种，开展了海外中医古籍目录调研和孤本回归工作。2010 年，国家财政部、国家中医药管理局安排国家公共卫生专项资金，设立了"中医药古籍保护与利用能力建设项目"，这是继 1982~1986 年第一批、第二批重要中医药古籍整理之后的又一次大规模古籍整理工程，重点整理新中国成立后未曾出版的重要古籍，目标是形成并普及规范的通行本、传世本。

为保证项目的顺利实施，项目组特别成立了专家组，承担咨询和技术指导，以及古籍出版之前的审定工作。专家组中的许多成员虽逾古稀之年，但老骥伏枥，孜孜不倦，不仅对项目进行宏观指导和质量把关，更重要的是通过古籍整理，以老带新，言传身教，培养一批中医药古籍整理研究的后备人才，促进了中医药古籍保护和研究机构建设，全面提升了我国中医药古籍保护与利用能力。

作为项目组顾问之一，我深感中医药古籍保护、抢救与整理工作的重要性和紧迫性，也深知传承中医药古籍整理经验任重而道远。令人欣慰的是，在项目实施过程中，我看到了老中青三代的紧密衔接，看到了大家的坚持和努力，看到了年轻一代的成长。相信中医药古籍整理工作的将来会越来越好，中医药学的发展会越来越好。

欣喜之余，以是为序。

中国中医科学院研究员

马继兴

二〇一四年十二月

校注说明

《程氏释方》一书，明代医家程伊撰。全书共四卷，成书于明嘉靖二十六年（1547）。

程伊，字宗衡，号月溪，河南新安人，一说新安人（为今安徽徽州地区）。生于世医之家，初习举子业，兼涉医书，后专攻医学，方精是术，曾授淮府良医。尝谓"可以言传者，药之名也；可以意得者，方之义也"。如仅知药名，不解方义，必误病家。为学医启蒙之需，撰《释方》四卷，收方八百。又撰《脉荟》两卷、《释药》（一作《释药集韵》）四卷、《医林史传》四卷、《外传》六卷、《拾遗》一卷。以上六书合为《程氏医书六种》。

《中国中医古籍总目》及《四库全书总目提要》记载本书现存为手抄孤本。本次整理以中国医学科学院图书馆馆藏的日本文化元年（1804）索须恒德抄本为底本。

此次校注整理，原则如下：

1. 凡底本与他书引文有异文并有割裂文义，或有损原义者，酌情出校说明。

2. 当文理与医理有矛盾时，据医理出注说明。

3. 原书繁体竖排今改为简体横排，并加新式标点。

4. 底本无目录，今据正文重新提取。

5. 注释主要限于疑难生僻字词及典故。疑难字的注音采用直音和汉语拼音结合的方式。

6. 底本中的异体字、古字、俗字等径改不出注，通假字出注说明。

7. 底本中漫涣不清、难以辨认的文字，以虚阙号"□"按所脱字数补入。无法计算字数的，以不定虚阙号"☑"补入。

8. 药名尽量规范统一，特殊情况保留原药名。

9. 底本程氏释方序或程氏释方叙，均据写序人姓氏改为"王序""蒋序"和"方叙"，"释方小序"改为"小序"，"程氏释方后序"改为"后序"。

10. 原书"卷之几"前均有"程氏释方"，其下有"新安程伊宗衡著"，以及每卷末有"程氏释方卷之几终"等字样，今一并删去。

王 序

　　《释方》一编，新安月溪程子所著也。月溪，少习举业，博而文，子偶□□，乃涉《农经》《素问》《汤液》之书，以世其家。余近扶疴罔效，清切视之。月溪曰：异哉症也。淫邪乘间，爰肇肝木亢而炎燥，土乃弗谷。其惟理胃，正气斯复。□哉，昭折源委，区别表里，案脉投剂，余心正尔。闻子著有释，尚不得闻乎？月溪曰：古昔先民之于医也，微词奥义，秘而靡宣，旁搜曲引，远而莫识，广矣！博矣！其来尚矣！是故散名六一，以类起也；丸分红白，因色纪也；神保通圣，著效灵也；水玉①地血②，本药名也；洗心清脾，原脏腑也；都梁北亭，志地土也。乃若已气来复，道以阴阳丙丁戊己，应之五行。玉烛、诜诜、见睍、威喜，散出经传，不可殚记。诚初学之莫究辨释，尚之攸始也。曰：嗟乎！余乃知子用心之勤，渊乎深矣！昔者圣人忧天下之疲残夭札也，制之药饵，垂以方书，派以继心，思于无极也。是故医者，意也；方者，法也。意之所至而方立焉，方之所布而意寓焉。千载而下，古人与其不可传者俱逝矣，赖以不朽有方焉耳。今视为糟粕而尚反论世焉，是舍大匠之规矩，而欲神契其独运之巧，无惑乎？弊弊也。观此书者，因意知言，忘言得意。宰相名医，穷通一理，农圃小道，又焉可拟哉！兹此非月溪释方之旨欤，若夫药名症候，或同而异，运气宜时，君臣佐使，歌以隐括，抑恐未悉厥义，是在学者反求自

---

　　① 水玉：即"半夏"别名。
　　② 地血：即"茜根"别名。

得，不徒游艺矣。《易》曰：神而明之，存乎其人，又岂非月溪引而不发，以俟君子欤？月溪起而谢曰：某岂敢当此哉！遂书以为序。

嘉靖辛亥春仲上浣吉
赐进士出身通议大夫南京刑部右侍郎
前都崇院右副都御出节奉
勒巡抚顺天大同四川等处地方兼赞理整敕边务军务檗谷王大用撰

蒋　序

　　余尝读本草，见古昔先民，但云某药主某病，某事有某功；或云某药合某药治某病为良。后人加之以君臣佐使之别，制炼炮炙之宜，而方名之未立也。盖自穴俞针石之法罕传，而刳肠割臆刮骨续筋之法废矣！于是乃煎汤液酒醪丸粒而用之。若扁鹊之传所□，有所谓苦参汤、半夏丸之类，而方已著矣！至汉张仲景一书，极为众方之祖。然其所云桂枝汤、麻黄汤、芍药甘草汤，则直以药味名之，朴而不文，犹有上古羲皇之遗意。其曰真武汤者，言治北方之水也。而青龙、白虎，其义皆然。标表既明，治法□在，固无事乎远求，而亦何事乎解释也。音代以药，其术渐广，良医如张苗、宫泰、李子豫辈，以及张茂先、皇甫士安、葛稚川、陶弘景诸名士，并研精斯术，各有所撰，惟《范汪方》百余卷，则其最多者也。世代日降，道术日非，其浅见薄闻者，深求隐僻，务为巧似，以聋瞽人之耳目而可自知其卑伪可厌，妄诞可耻也。是亦名妃鉴而人及有不能之者矣！每见世之医工，往往以此相难，捕风捉影，如猜字谜，良可嗤笑。新安程宗衍，乃悉取诸方字为之解，诸药品而为之欲，名义昭然，如指诸掌。使世之用药者，循名以究其义，因末以求其本。其于药术，并无所得益也哉。夫宗衡之为此释，深撰力□，旁引曲证，可谓精确。然其本意，不□为初学发蒙，世人解惑耳。其于大道玄通，博物治闻者，则固无持于是也。宗衡名伊，字宗衍，新安岩镇人，家世习医，而听□□人能涉猎书使通大义。

初学举子业，少孤弗能就，乃欲学医云。

嘉靖二十七年戊申秋七月

赐进士出身太中大夫广西等处承宣布政使司左参政吴郡蒋山卿①以卷

---

① 蒋山卿：蒋山卿（1486—1548），字子云，号江津，江苏仪征人，明代文学家、画家、书法家。正德九年（1514）进士，正德十四年（1519）以谏阻武宗朱厚熜南巡寻乐而被杖谪，后复起官至广西布政司参政。工诗文，与乡人景旸（伯时）、赵鹤（叔鸣）、朱应登（升之）并称"江北四子"。

方　叙

　　余友人程子宗衡，少习举子业，试有司，辄弗偶。家无储蓄，郁郁不得志，乃慨然谓余曰：夫穷达①之不可为也久矣，然士岂必金紫②而达。今进无推援③，退乏顷亩④，拘拘焉浸镇于笔砚，谓足以发身，不几于守袄者乎？吾尝读轩岐书，得其肯綮，其术易售文间，三江五湖都会之际，可以纵游，请与子辞矣。余悲其意，不复挽。后十年，余始得举北上春官，遇之于銮江市上，则置弟宅饰舆从，淮扬之间，以金帛投其门者踵相接，非复故寒生矣。余怪之曰：子于医，若是深乎？将通塞⑤固有时乎？相与劳问久之，因出《释方》一编，示余曰：夫医于人至切，其道甚微，非究心玄奥者不可以观其妙也，余悲也之业是者，徒阅方以应疾，泥而不通，往往未知古人制方

方

序

———

一

---

　　①　穷达：困顿与显达。《墨子·非儒下》：“穷达、赏罚、幸否，有极，人之知力，不能为焉。”汉·王粲《登楼赋》：“人情同於怀土兮，岂穷达而异心！”宋·王禹偁《寄主客安员外》诗：“穷达君虽了，沉沦我亦伤。”

　　②　金紫：指“金印紫绶”。借指高官显爵。唐宋后指金鱼袋及紫衣，唐宋的官服和佩饰。因亦用以指代贵官。《南史·江淹传》：“卿年三十五，已为中书侍郎，才学如此，何忧不至尚书金紫。”明·陆粲《庚巳编·见报司》：“到一大官府，有金紫数辈出迎。”

　　③　推援：擢用。《旧唐书·儒学传下·徐岱》：“寻为朝廷推援，改河南府偃师县尉。”

　　④　顷亩：百亩。形容面积大。《史记·淮南衡山列传》：“遣蒙恬筑长城，东西数千里，暴兵露师常数十万，死者不可胜数，僵尸千里，流血顷亩，百姓力竭，欲为乱者十家而五。”

　　⑤　通塞：谓境遇之顺逆。《易·节》：“不出户庭，知通塞也。”晋·潘岳《西征赋》：“生有修短之命，位有通塞之遇。”《剪灯新话·富贵发迹司志》：“小而一身之荣悴通塞，大而一国之兴衰治乱。”

之意，而妄投剂以误人者，何可言也。虽然，方亦非可废者，得其意而不泥其法，其庶几耳！余是其言受其书，阅竟别去。比落弟，还复过之，则其书已就梓矣。谓余曰：昔韩康伯在成都市逃名不得，吾尝高之。而今也饰小言以号于众，将有敝帚千金之诮乎？然吾为是书，亦以告夫颛蒙者尔。子幸序之，冀赖子文以传。余曰：昔杨子云苦思作《太玄》，非不深也，顾时人莫好，惧后世以覆酱瓿，彼不切于用故也。今子之书，固业医者之阶进。苟求识途者将假于子，何忧其不传耶？余方困章句学，未遑知医，聊识其梗概云尔。宗衡与余同里闬①，有美质，能好古道，既弃举子业医，于《素》《难》以下诸家无不研究，又以其余暇，从缙绅先生习唐人诗词，雅知向往，可谓笃志者矣。时。

嘉靖丁未孟冬望日新安方弘静序

---

① 里闬：代指乡里。元·辛文房《唐才子传·徐凝》："与施肩吾同里闬，日亲声调。"清·钱谦益《雷孝子传》："强饭徐步，优游里闬者一年而卒。"

小　序

　　释方者何，释医之方名也。方何以释？曰可以言传者，药之名也；可以意得者，方之义也。得名失义，方不得而用矣。方之用也，妙名义而通之者也。弗通则泥，泥则偏，非唯病己，适以误人，是故方之释也，不容已也。夫《农经》昭示，禁法远垂，七方十剂之制，《金匮》《千金》之书，杂而引之，方亦众矣。博观遐览，岂难知哉。然或作聪明以加减，矜智巧而改撰。方与病违，名同意舛。作者之意，不亦邈乎。余少涉医流，略知大旨，深惧肄业之士童而习之，莫得其肯綮也。乃取方训义，集药为歌，方名八百，歌称是焉。上稽圣经，下逮张李，旁证诸子，附以管窥。虽童稚之阶梯，亦先哲之明鉴也。若乃分部察候，辨声视色，审盈虚以制变，达消息而攻疗，则心手之妙，固用意者之自得，非传方之家所得悉而泥之者矣！

时嘉靖丁未四月朔新安岩镇月溪程伊识

后　序

　　夫不难于知医，而难于识病；不难于识病，而难于用方。方不对病，则疾弗瘳；不解方名，何由对病？此《释方》之书之所由作也。余友月溪子，生而颖悟，历览群书，晦迹医林，乃遂沉潜《经》《问》，出入诸家，于奥旨微言，靡不深探赜隐①，以极其趣。尝有言曰：医不博古，则何以宣于今；不立言，则何以淑诸后。因于暇日，博取群方，训其精者，以遗其粗；解其奥者，以舍其浅近；药名修制，为歌以系之。门分类聚，名之曰《释方》。用意惟精，统会立名之旨；诉原不凿，大通今古之情。幽玄并著，而详略相因；治理兼明，而义文条畅。前乎此者，非此书则立方之义不明；后乎此者，非此书则求方之义不达。然则发前人之蕴奥，以开来学，其有功于生生也亦大矣。不闻诸钥乎？视其关以达其中，宜其匙而用之，百发百中，否则且将废锁矣。安求其能启之哉！余曰：医道亦由是也。于是乎序。

时嘉靖戊申夏四月既望新安方锡序

---

　　①　赜隐：深奥幽隐。晋·葛洪《抱朴子·勖学》："若乃下帷高枕，游神九典，精义赜隐，味道居静。"清·孙致弥《总序》："余伏而读之，怳乎见所未见，又别有意致可风，不独以赜隐见奇也。"

目　录

卷之二

卷之一

中风门

八风散

八风，八方之风也。东曰婴儿，东南曰弱，南曰大弱，西南曰谋，西曰刚，西北曰折，北曰大刚，东北曰凶。散者，散也。言八风伤人为病，用药以散之也。一云：八药以散风病。

八风散疗八方风，羌活参芪甘草同，白芷①前胡偕藿叶，防风八味共成功。

三生饮

生者，药不制而生用也；饮，歠②也。南星、附子、川乌，三药生用，取其雄健之气，可以达诸经络也。

欲识三生饮子乎，南星附子共川乌，引用木香通络气，投姜十片病旋苏。

大醒风汤

醒，醉除也；汤，荡也。中风昏迷，不省人事，药到

---

① 芷：原作"并"，据文义及方药组成改。
② 歠（chuò 啜）：饮，喝。

病除，如醉复醒也。言大，则有小者矣。

南星独活同全蝎，附子防风甘草逢，每服四钱姜十片，管交一饮大醒风。

青州白丸子

州有范公亭，其下有井，取水和药有殊效，因色白故名。丸，缓也。

曰丸井出青州路，半夏川乌加白附，南星四味共为丸，浸晒露研依制度。

四白丹

方有白术、白茯苓、白附子、白芷，故得名。丹，丸之大者也。

芷术附苓四白良，独辛知母薄牛①黄，缩参竹叶防甘草，芎脑檀羌藿麝香。

天仙膏

天，天南星；仙者，言功效之神也；膏，药之润者也。

天仙膏内有天南，白及乌头殭白蚕，口眼㖞斜惟此妙，膏调鳝血一敷安。

定风饼子

定，安也，息也。言药能安息其病，使风不更作也。饼子，以形言。

---

① 牛：原作"午"，据四白丹组成改。

定风饼子乌头芩，芎草干姜麻半星，丸和姜汁如龙眼，衣用朱砂作饼形。

星香汤

星，南星；香，木香也。然虽因药而名，则有轻重之别，通喉利膈，偶方之制也。《经》云：近者间之，此之谓也。

奇方建立星香汤，药用南星与木香，每服四钱姜十片，风痰散化即身康。

星附汤

以南星、附子为君，故名。引用木香，奇方之制，以达下也。

星附汤南星附子，南木香减半为使，风痰盛六脉虽沉，喉鼾睡须臾即止。

夺命散

言药之功，可以夺回命也。

半夏及甜葶苈定，白芷南星巴豆并，自然姜汁调半钱，吐利痰涎①夺回命。

搜风九宝饮

搜，蒐②索也。灵彙九品称之为宝，大能蒐索一身之风邪也。

---

① 涎：原作“延”，据文义改。

② 蒐（sōu 搜）：通“搜”。《白虎通·田猎》：“秋谓之蒐。何蒐？索肥者也。”《文选·陆机·辩亡论上》：“于是讲八代之礼，蒐三王之乐。”

搜风九宝用天雄，木麝沉香与地龙，全蝎防星薄荷叶，开关通窍有奇功。

救急稀涎散

稀，化而少之也；涎，风痰也。涎液①黏稠，壅塞气道，为证最急。言用药以救之也。

救急稀涎用晋矾，猪牙皂角力同堪，匀研细末温汤下，吐尽诸风不语痰。

乌药顺气散

人以气为主，逆则病，顺则安。气逆甚者，非乌药之辛，弗能及也。

乌药陈皮姜白虫，麻黄桔芷共川芎，干姜枳壳和甘草，顺气为先后治风。

人参顺气散

气虚则不能运动。参性甘温，能益气，元气克足，自然顺运而不息也。

人参芷朴桔芎陈，甘草麻黄共葛根，白术干姜入姜枣，薄荷五叶用煎吞。

排风汤

排，推也。言用药以椎②去其风也。

---

① 液：原作"夜"，据文义改。
② 椎（chuí 槌）：用椎打击。《说文》："椎，击也。"《史记·张释之冯唐传》："五日一椎牛。"

排风芍药与麻黄，苓求芎藭独活防，白藓杏仁甘草并，当归①肉桂共生姜。

五痹汤

筋为肝痹，骨为肾痹，血为心痹，肉为脾痹，皮为肺痹。言药能通治之也。一云：五药以治痹也。

五痹汤中何药好，姜黄羌活同甘草，生姜白术防己煎，瘫痪服之如电扫。

回阳汤

回，返之世。阳气将绝，以附子辛热，以回阳返本也。

回阳汤内有乌头，附子干姜益智俦②，姜枣青皮盐少许，脉来沉细却堪投。

解毒雄黄丸

言雄黄之性，能解散诸风之毒也。

解毒雄黄与郁金，七只巴豆去皮心，醋糊为丸如绿豆，风痰热毒总堪钦。

二香三建汤

沉香、木③香，二者引起于上；天雄、附子、川乌，

---

① 归：原作"皈"，为俗写字，径改，下同。
② 俦（chóu 筹）：同类，辈。《鬼谷子·中经》："俦善博惠。"
③ 木：原作"禾"，据二香三建汤组成改。

三①者建立于下。三建，地名也，所产乌、附最佳。

二香原是木沉香②，二建天雄乌附将，十片生姜司剂用，中风虚极总无妨。

三五七散

方用附子三十五枚，五七者，乘之数也。又三五七，阳之数，故益气。

三五七散山萸肉，干姜防风偕白茯，附子细辛同碾尘，每食二钱温酒服。

虎骨散

风从虎，以虎骨治风，因其类也。

虎骨散中苍耳龟，自然骨碎没加皮，天麻桂芍槟榔附，血竭羌防芷膝归。

七圣散

七，药品数；圣，通灵之义。言功效也。

堪除风湿瘫痪病，独活防风甘草并，牛膝还须续断连，萆薢杜仲成七圣。

生朱丹

朱砂，生用无火毒，故名也。

生朱丹用生朱砂，白附石膏龙脑加，粟米饭丸如小

---

① 三：原作"王"，据文义改。
② 木沉香：原作"术□□"，据二香三建汤方解改。

豆，目眩头痛下清茶。

左经丸

左，佐也；经，脉络也。血小经络不行挛搐。言用药以佐之也。

左经乳没共乌头，黑豆斑蝥一处修，豆煮斑蝥脿用豆，丸和醋糊酒吞优。

全生虎骨散

虎骨，说见上；全生，方书名。或云：药去风，可以全人之生也。

方名虎骨全生散，赤芍当归和续断，白术①乌蛇藁本全，每服二钱温酒拌。

资寿解语汤

解，能也。言中风口噤②不能语，药之而使能语也，愈则寿可资矣。

解语汤椎附子先，防风酸枣桂皮全，天麻羌活羚羊角，甘草仍加竹沥煎。

三圣散

亦七圣之义。凡数与圣立名者，仿此。

当归肉桂与玄胡，三圣良方名不孤，每服二钱温酒

---

① 术：原作"木"，据文义及全生虎骨散组成改。
② 噤：原作"禁"，据文义改。

下，筋舒脚健不须扶。

蠲痹汤

蠲，除也。信用药以除风痹也。

冷痹须寻蠲痹汤，防风赤芍共姜黄，黄芪羌活归甘草，姜片同煎见妙方。

虎胫骨酒

胫，足骨也。虎死不仆，精在足也。酒，气味俱阳，善行经络，引药势也。

虎胫渍酒川牛膝，茵芋当归同狗脊，石南续断与防风，杜仲石斛并巴戟。

省风汤①

省，察也，言察病以用药。又减，省也，言用药以减病。

省风汤内有防风，星半川乌白附同，全蝎木香甘草共，姜煎温服鬼神功。

皂角六一丸

用皂角、川乌、草乌、乌药、乌豆、乌梅，六味以为末，煮何首乌一味成膏，以为丸，故曰六一。

皂角川乌乌豆粒，草乌乌药乌梅实，同将六药碾为尘，何首膏丸成六一。

---

① 省风汤：原脱方名，据下文方解及方歌补。

趁痛丸

趁，逐也。言逐去痛苦也。

要知趁痛是何方，乌药乌头熟地黄，僵半南星丸酒糊，诸风蹼损总无伤。

消风散

言消散风邪也。

消风甘草藿香陈，蝉蜕防风与茯苓，羌活姜蚕荆芥穗，川芎厚朴共人参。

侧子散

侧，旁也。附子旁生不正者，为侧子。

侧子防风芍术苓，人参附子菊花辛，麻黄防己芄甘草，肉桂芎归白茯神。

川芎茶调散

川芎，引药上清头目；以茶调之清之，清者也。

茶调散子用川芎，羌活防风白芷同，国老细辛荆芥穗，薄荷为末大消风。

清神散

中风，神思昏乱。言用药以清之也。

檀香羌活并人参，甘草防风药细辛，荆芥薄荷须等分，石膏和入定清神。

大辰砂丸

砂，朱砂。今宣、阶等州俱产，惟辰州者最良，故曰辰砂。用为丸衣，大如弹子也。

辰砂立名衣用砂，芎辛白芷与天麻，甘草防风龙脑薄，蜜丸嚼送任姜茶。

千金保命丹

千金，贵重其药保命治病之功。言药能保全人命，可值千金也。

千金保命夺天工，珠麝牛砂犀珀雄，金箔麻苓升术桔，参星曲志麦门冬，蝉蜕茯神蚕白附，麻黄地骨芥防风，毫车甘草和水行，硝壳柴矾天竺同。

上清散

火性炎上，故清其上也。

上清散用川芎芍，荆芥芒硝乳没药，片脑郁金同薄荷，一字调吞病随却。

防风通圣散

以防风为名，防，提防也。病热极则生风，预药以防之也。通圣，亦通灵之义。

通圣翘苓归芍芎，麻黄荆芥木防风，薄荷滑石膏甘草，桔梗硝黄栀子红。

大川芎丸

用川乌药为⊠。

一钱，故言大也。

匀气散

匀，齐也。风病阻塞，气行凝滞。言用药以匀齐其气，则风自散矣。

匀气调风参木奇，沉香乌药与青皮，天麻白芷同甘草，苏叶瓜姜枣子宜。

玉真散

言南星之白，正如白玉之色也。

玉真散内天南星，更用防风各等分，破损伤风金刃口，或敷或咽酒宜温。

疏风汤

疏，通也。邪中于腠理，气血不得流畅，则为偏风。言用药疏通经络，以发散风邪也。

疏风汤内甘草炙，益智麻黄杏仁觅，升麻五品同㕮咀，表和汗出身安逸。

三化汤

三者，痰、滞、风也；化，变化，以消散之也。方用枳实以化痰，厚朴、大黄以化滞，羌活以化风，故曰三化。

中风秘结三化汤，羌活枳实和大黄，更加厚朴同姜制，一服须知足利肠。

祛风至宝丹

祛，除也；至宝者，重之极也。

祛风至宝大黄硝，参木苓连滑石调，荆芥川芎羌独活，石膏归芍细辛翘，麻黄栀子防全蝎，熟地天麻柏桔饶，甘草薄荷丸①若弹，诸经风热总能消。

换骨丹

言病身安如换骨也。

换骨麻黄五味苍，桑皮槐角芷砂防，首乌龙脑威灵蔓，人苦参芎木麝香。

续命汤

续，继也。续命者，言药之功，起死回生，如断而复续也。

续命防风附子参，川芎芍药与黄芩，杏仁防己麻黄桂，甘草生姜可共寻。

御风丹

御，禁止也。言能禁止②其风，使不作也。

止风须用御风丹，防芍麻黄国老干，蚕芷芎辛砂桔梗，南星羌活一丸安。

搜风顺气丸

搜，索也；顺，流利不逆也。言搜去其风，以顺其气也。

---

① 丸：原作"九"，据文义改。
② 止：原作"上"，据文义改。

搜风牛膝共车前，麻子菟丝郁李研，独活槟防山药并，大黄枳壳共为圆。

正舌散

舌强，则言语不正。言用药使舌柔和，而语言自正也。

正舌散中主薄荷，茯神稍蝎莫教多，语言不正因强舌，酒下还将齿上搓。

铅红散

以色言也。黄丹乃铅炒而成，故其色红。

肺风紫却鼻头肤，舶上硫黄妙也乎，更入白矾灰半两，黄丹染色唾调涂。

清气散

清，去其气之浊者也。气清则痰消，痰消则热散，热散则风安丛生。

清气散中枳壳参，青皮羌活独芎苓，柴前胡木和甘草，荆芥同煎病即醒。

如圣散

言功效也。

如圣天麻芎芷苍，两头尖细共雄黄，防风川药乌头蝎，损骨须教入乳香。

醉仙散

服之令人瞑眩，如醉仙也。

牛蒡枸杞共胡麻，更用蔓荆四子嘉，天粉蒺藜参用苦，防风轻粉下清茶。

补气汤

气虚则麻木，以黄芪、甘草之甘温，以补其气也。

补气汤中用橘皮，更将甘草配黄芪，泽泻不多多白芍，服煎一两不拘时。

胃风汤

言治胃风之药也。胃风之状，颈多汗，恶风，食饮不下，膈塞不通，失衣则䐜胀，食寒则泄，形瘦而腹大者是也。

胃风甘草蔻麻黄，白芷升麻柴葛苍，藁本①蔓荆羌活檗，归身姜枣正相当。

神仙飞步丹

言治瘫痪之疾解，使步健如飞也。

神仙飞步草乌芎，白芷生姜仙术葱，更有一般玄妙处，四时修制不相同。

一字散

古方一钱为四字，每服一字，二分半也。

散中白芷蝎蜈蚣，天麻草乌分两同，或酒或茶调一

---

① 本：原作"木"，本方组成为东垣胃风汤，方中无带"木"名中药，据文义改为"本"。

字，方名意思在其中。

通关散

通，达也；关，牙关。言牙关紧闭，口不能开，以药吹鼻令喷涕出，则气通达，而口即开也。

通关开窍夹精神，雄薄牙硝配细辛，搐鼻不通无喷涕，须知有命在逡巡。

神柏散

用柏叶煎酒服之，风退气和，效如神也。

柏叶一椏去枝筋，一挝①葱白用连根，无灰好酒一升煮，任他多沸服宜温。

大圣一粒金丹

僧伽所制之药也。一粒，每服一丸也；金丹，以金箔为衣也。释家有大圣神，故名。

一粒金丹没蒺藜，蚕矾白②附五灵脂，朱砂黑附川乌麝，墨汁为丸金箔皮。

酒浸九转丹

九转，大丹之名。取九转名丹，仙其药也。

九转乌芎归缩砂，木香牛膝白花蛇，天府没药殭蚕乳，入酿镡中热去杳。

---

① 挝（zhā 渣）：页眉注：挝，音栌，把也。把取。《方言》第十："挝、抳，取也。"
② 白：原作"曰"，据大圣一粒金丹组成改。

大芎黄汤

取大黄、川芎、黄芩三药而名也。

大黄一两川芎半，羌活黄芩各等分，㕮咀每服一两煎，药到病安何必问。

保命龙虎丸

龙，地龙；虎，虎骨；保命者，言用药以保全其命也。

保命虎骨归地龙，古钱木鳖戟苁蓉，川草乌牵牛膝附，白胶乳没自然铜。

三①痹汤

风寒湿三气，合而为痹也。以防风之辛甘，散其气；以桂心之热，温其寒；以茯苓之甘淡，渗其湿。三者为君，而治之也。

三痹芎芪杜仲秦，防风续断芍归身，桂苓生地川牛膝，独活人参甘细辛。

金虎丸

肺属金，虎者，西方之神，虎啸风生，盖治肺风之药也。

金虎星槟白附麻，五灵狼毒蝎乌蛇，僵蚕附子生黄麝，官桂乌头半两砂。

---

① 三：原作"二"，据下文方解及方歌改。

江鳔丸

鳔，鱼脬也。江鱼之鳔，可为胶，以之治破伤风也，其效捷径。

天麻一两姜蚕半，江鳔雄黄野鸽粪，蜈蚣三对烧饭丸①，巴霜一分砂二分。

青龙妙应丸

青，青黛为衣；龙，地龙也；妙应，言药应病而灵，极乎其妙也。

青龙妙应蝎稍全，蜈麝松香山甲穿，蚕没草乌龙去土②，五灵青黛糊为圆。

去风丹

去，去也口，除去其风也。

去风通治诸风殆，紫背浮萍七月采，蜜圆如弹每一丸，豆淋酒化空心待。

四神丸

方用防风以散风邪，薄荷以解风热，南星以化风痰，天麻以定风眩。言四者之有神验也。

天麻薄荷共南星，再入防风号四神，酒糊为丸如绿豆，调汤须用芥姜辛。

---

① 丸：原作"九"，据文义改。
② 土：原作"上"，据文义当为地龙炮制法改。

涤痰汤

涤，洗也。言洗荡胸中之浊痰也。

涤痰橘半共南星，枳实菖蒲参茯苓，甘草竹茹姜作引，痰迷心窍即回醒。

清凉丹

《内经》云：开则淅而寒，闭则热而闷，以寒凉之药，清其热也。

清凉犀角珠甘草，稍蝎花蛇防片脑，牛大黄砂胆制星，石膏丸蜜荷汤导。

神照散

神气昏迷不醒也，言服此药如神照之。云照，见也，察疾制方如神见也。

神照散中远志芪，木香芎附与山栀，蒺藜草薢茵芋叶，独活人参苓去皮。

乳香宽筋丸

宽，缓也。筋短缩，则痛而不伸。言乳香能定诸痛，调血气，以舒经络也。

乳香宽筋白牵牛，川乌没药草乌头，何首殭蚕龙去土，灵脂醋糊作丸投。

轻脚丸

能令脚轻而步健也。

木鳖胶香白芍先，草乌四两去皮尖，另研赤豆同丸糊，轻脚须教脚更坚。

至圣一醉膏

药用酒熬成膏，服之取醉，而疾瘳也。至圣，以功效言。

欲知至圣一醉膏，乳没安息麻黄熬，附子天麻加片脑，最行药势是香醪。

一品丸

以香附子一味为丸也。本草云：治风热上攻，久服益气，长眉发。

大香附子去毛皮，用水同烹候一时，碎切焙干为细末，蜜丸如弹治风奇。

守宫膏

守宫，蜥蜴也，又名蝎虎，虫之去风者也。

蝎虎元名是守宫，生擒①去足血成功，片脑珍珠同麝碾，薄荷汤下治瘸风。

金凤丹

丹，大如鸡头子。又治卒中暗风，用鸡冠血酒送药，鸡形类凤，故名也。

金凤胶香没药施，天麻木鳖海桐皮，自然铜附丹砂

---

① 擒：原作"檎"，据文义改。

蝎，骨碎当归狼毒奇，川草乌头同虎骨，地龙脑麝五灵脂，薄荷黑豆加牛膝，滴乳鸡冠血酒宜。

红龙散

红，朱砂也；龙，龙脑香也。

散子红龙脑麝稀，朱砂却配五灵脂，茯神草藓加全蝎，酒或荆荷汤任宜。

摄风酒

摄，引持也；酒，通血脉。言引药势到处，如持其风而去也。

摄风二木青南香，三角尖归续断羌，乌药威灵姜骨碎，风藤薜荔石楠苍，加皮虎胫乌头乳，苏木青藤甘草防，牛膝细辛同酒煮，诸般风湿得安康。

太白散

太白，西方金星，俗传善救人，起死回生也。一云：南星、水银、白锡之色白，故名。

太白散中乌附参，当归藿麝共南星，水银白锡相凝结，酒服回生病即宁。

五参散

人参、玄参、丹参、苦参、沙参是也。

参用人玄丹苦沙，炙干酒浸白花蛇，每服二钱须细末，食时临卧酒调嘉。

泻青丸

青，东方之色，属肝。言药能泻肝经之风热也。

泻青木为泻肝风，龙胆归防羌活芎，栀子大黄丸用蜜，浓煎竹叶热能通。

八风九^①州汤

八风，八方之风也，说见前；九州，天下九州，而有是风伤人也。

八风九州用干姜，独活归参白术防，柴杏石膏苓国老，细辛芎附共麻黄。

伤寒门

桂枝汤

桂枝，味辛性热。《内经》云：风淫于内，以辛散之。以桂枝名者，为诸药之宣^②导故也。

桂枝汤桂先，甘芍枣姜煎，恶风兼自汗，风散病安然。

麻黄汤

《经》云：寒淫于内，腠理闭塞，为热为痛。麻黄苦温，能开肌发汗，用以为君，引散寒邪^③，遂以名方也。

---

① 九：原作"丸"，据下文方解及方歌改。
② 宣：原作"宜"，据文义改。
③ 邪：原作"邢"，据文义改。

麻黄太阳经，国老桂杏仁，恶寒头背痛，汗出病离身。

越婢汤

越，发扬也；婢，卑也，言脾脏若奴婢也。脾气伏留而为病，言药能发扬于外也。《外台》方名越婢。

风痹用越婢，麻黄大附子，枣姜木石膏，甘草堪作使。

四逆汤

阴阳之气凝，故四肢逆而厥冷。用甘辛大热之剂，以回阳而助阴也。

四逆治太阴，自利脉沉沉，干姜甘草附，厥冷莫忧心。

葛根汤

《经》云：轻以去实。方用葛根之轻，去肌表留风之实也。

葛根太阳明，合病热邪生，葛芍麻黄桂，微微汗解轻。

青龙汤

青龙，东方木神，属肝，主风，故治伤风见寒也。

青龙主麻黄，桂枝甘草姜，石膏加大枣，更入杏仁良。

白虎汤

白虎，西方金神，属肺，主气。热结于内，而烦渴甚，故以寒凉解之也。夫暑气，入秋而止，故曰处暑。汤以白虎名之，言能治暑止热也。

白虎名石膏，粳米共汤熬，知母倍甘草，渴烦参入高。

真武汤

真武，北方之水神也，用以治水焉，故主少阴病。少阴，肾水也。

真武少阴经，少术多茯苓，附用四之一，生姜芍药停①。

五苓散

苓，令也。通行津液，克伐肾邪，专为令者，苓之功也。五药之中，茯苓为主，故曰五苓散也。

五苓泽泻君，猪苓赤茯伦，白术饶官桂，黄疸入茵陈。

大黄承气汤　小承气汤②

而闭者通，正气得以舒顺也。大热实结，小热癥结。病有重轻，故方有大③小也④。

大黄承气汤，厚朴共硝芒，枳实生姜引，充坚药势强，汤名小承气，厚朴兼枳实，大黄用锦纹，更衣热病失。

桃仁承气汤

用桃仁以下畜血也，承气同前，后仿此。

---

① 停：原作"亭"，据文义改。
② 大黄承气汤小承气汤：原脱二方名，据下文方歌补。
③ 大：原作"火"，据文义改。
④ 而闭者通……大小也：此29字前文字脱。

桃仁承气汤，芒硝与大黄，桂枝甘草炙，治热病如狂。

调胃承气汤

调胃者，用甘草、硝黄，推陈致新，以和中也。

调胃承气汤，芒硝甘大黄，阳明经恶热，谵语是良方。

三乙承气汤

三乙者，言用大、小、调胃三承气，合而为一也。

六乙顺气汤

六一者，言一方可以兼六方也。六方者，大承气、小承气、调胃承气、三乙承气、大柴胡、大陷胸是也。顺气，意同承气。

六乙顺气汤，朴柴硝大黄，芍芩甘枳字，铁锈①水调汤。

抵当汤

抵，触也，挤也；当，住也，留也。畜血，当住于下焦，故小腹硬满。《内经》云：苦走血，咸胜血。故以水蛭、虻虫之苦寒，破下焦畜血；以桃仁、大黄之苦寒，触下焦热结也。又曰：大黄，号为将军，其性猛烈，直往下挤，邪气不能抵当也。

---

① 锈：原作"秀"，据文义改。

抵当汤善攻，水蛭并虻虫，桃仁大黄助，血去乃成功。

大小陷胸汤

陷，坠下也。言气结于心胸之间，用大黄、芒硝以下之，甘遂以利之也。行药峻，故曰大；小者，无峻利之药，而力小者也。丸义同。

汤名大陷胸，硝与大黄通，饮调甘遂末，功成利结中，小汤用栝蒌，黄连半夏投，结胸心按痛，服此自然瘳。

三黄泻心汤

三黄，芩、连、大黄也。苦入心，以三黄之苦，而泻心中之痞热。

十枣汤

十枣，枣十枚也。枣，味甘，甘补脾，煎汤调药而服之，能益土而胜水也。

十枣煮汤先，芫花戟遂全，各捣同为散，调匀胀一钱。

炙甘草汤

生用则泻火，炙之能补元气也。

用炙甘草汤，麻仁生地黄，参桂门冬共，阿胶引枣姜。

桃花散

赤石，服之色如桃花也。

桃花汤更奇，两用赤石脂，干姜和糯米，同煮去渣①宜。

白通汤

葱白之辛，以通阳气也。

白通葱白茎，干姜附子生，水升二合煮，取半又分半。

白　散

白，以色言也。桔梗、贝母之苦以下气，巴豆之辛以散实。

三物白散方，桔梗贝巴霜，寒实结胸症，半钱白饮汤。

藿香正气散

正之为言正也，凡气春温夏热秋凉冬寒，此其正也；反之，则邪伤人为病。藿香，理气和中，用以为君，所以正气之不正也。

藿香正气散，大腹桔陈苏，芷苓甘术朴，半夏枣姜扶。

---

① 渣：原作"查"，据文义改。

脾约丸

约，束也。脾弱，津液不得流通，故肠涩而大便难，如有约束之也。

脾约用将军，麻仁与杏仁，面麸炒枳实，厚朴芍须均。

黑 奴

黑，釜底煤；奴，小麦奴①也。

黑奴梁上尘，釜底煤黄芩，小麦奴突墨，麻黄硝黄寻。

理中汤

脾，属土，为中州。理中者，言治脾胃也，后言中者仿此。丸义同。

理中炮干姜，参术②甘草常，三因加附子，阴利是良方。

黑 膏

黑，黑豆豉；膏，猪脂膏也。

黑膏生地救，豆豉共猪油，露煎须去滓，扰和麝雄优。

---

① 小麦奴：为小麦果穗感染了黑粉科真菌麦散黑粉所产生的菌瘿。出自《本草拾遗》，主热烦，解丹石、天行热毒。

② 术：原作"木"，据理中汤组成当为"术"，故改。

紫　雪

紫丁香、麝香，和诸药熬膏而色紫；雪，药末之屑如雪。

紫雪升麻切，沉香丁香烈，玄参和石膏，甘草犀羚屑，寒水石同煎，先煮黄金洗，去滓入朴硝，匀调手勿辍，更投朱麝香，急搅凝成雪。

五积散

寒、食、痰、气、血，五者之积也，非五脏之积。如麻黄、桂、芍、甘草，即各半汤①以散积寒；苍术、厚朴、陈皮、甘草，即平胃散以消积食；陈皮、半夏、茯苓、甘草，即二陈汤以化积痰；人参、桂、甘草、半夏，即七气汤以调积气；川芎、当归，即芎归汤以行积血也。

五积陈芎芍，参苍甘芷朴，干姜归半苓，桔桂麻黄壳。

阴旦汤　阳旦汤

阴邪在里，阳邪在表。旦，明也，能明其邪之在表里也。里，则用桂枝汤加干姜去其寒；表，则加黄芩以散其热。

阴阳二旦汤，即用桂枝方，阴入干姜妙，加芩热在阳。

---

①　各半汤：即麻黄桂枝各半汤。

竹叶石膏汤

用竹叶、石膏，以散余热；麦门冬、人参、甘草，以补益脾气；半夏之辛，以散气逆；妙用粳米，补病之良方也。

石膏甘草先，门冬参半全，生姜竹叶引，入米再重煎。

败毒散

寒气杀厉而为毒。言用药以败其毒气也。

败毒桔芎参，柴前胡茯苓，枳壳羌独活，薄甘姜枣馨。

双解散

用麻黄、防风，以解表热；大黄、黄芩，以解里热。一用防风通圣加益元散，以双解也。

双解薄荷防，芎参麻大黄，连翘甘草膝，滑芍石膏当，桔半荆栀术，黄芩足两方，生姜为药引，表里并安康。

四顺汤

即理中之四药也，但甘草倍用，以缓脾和中。丸义同。理中方见前。

黄连解毒汤

热淫于内而为毒，《经》曰：治热以寒。故用纯苦大寒之药，以解散其热毒也。

黄连解毒汤，芩檗足三黄，更加大栀子，热退自然凉。

霹雳散

霹雳，雷之击声也。附子，纯阳大热，性走而不定，无所不至，能冲阴寒而复阳气，功同霹雳也。

霹雳附子炮，更用冷灰韬，出共芽茶碾，还同蜜水熬。

正阳散

正者，正也。寒淫于内，则阴邪盛，而阳气微矣。方以附子大热为君，引诸辛香通气散寒，以正其阳也。

正阳阴毒方，附子与干姜，皂角同甘草，量情投麝香。

温胆汤

《内经》曰：损者温之。温，补也。伤寒病后胆怯损，故温以补之也。

温胆治烦虚，枳实橘红余，半夏苓甘草，枣姜和竹茹。

十神汤

药有十味，功效如神也。

十神芎葛苏，麻黄香附须，芷陈兼赤芍，升麻甘草俱。

消风百解散

消，散也。言风袭人为病，用药以散之，风邪既散，则百病俱解矣。

地血主茜根，黄药甘草伦，大豆俱为末，调吞水汲新。

大青四物汤

（前有眉批：不详）大青、阿胶、甘草、豆豉，四药也。大青治伤寒热毒时行之病。药品录明不檠。

冲和散

平淡而和解也。

冲和解风寒，泔浸苍术干，荆芥和甘草，出汗自然安。

凉膈散

《经》曰：热淫于内，苦以泄之。故用硝、黄之苦，以泄胸膈之热结也。

凉膈薄荷翘，大黄甘草硝，栀子黄芩共，蜜煎同水调。

脱甲散

脱，解也；甲，铠也。言表解则轻快，如脱去铠甲也。

脱甲归国老，芎参苓胆草，麻黄知母柴，葱白连须好。

惺惺散

惺惺，聪慧貌。风热着人，困迷无知。言用药以散之，则神清气爽，而聪慧有知也。

惺惺芎茯苓，甘草桔楼根，细辛参白术，引用薄荷吞。

对金饮子

言其功效贵重，可与金敌也。

对金饮子奇，制朴炒陈皮，炙草浸苍术，枣姜煎引宜。

调中汤

调，和也。言泄胃中之邪火，以和脾气也。

调中术葛根，大黄芩桔苓，藁本甘草芍，脾和热不停。

伤暑门

清暑益气汤

暑，热也。肺，主气，热甚则气泄。如暑盛，则金藏也，故清暑，必益其气。

清暑益气汤，青陈麦白苍，升甘参檗味，泻葛曲芪当。

桂苓甘露散

桂之甘辛，苓之甘淡，入脾而行津液。言渴热之病，得之如甘露也。

桂苓甘露散，白术藿术香，泻滑膏寒石，葛参甘草良。

二气丹

硝石，气寒为阴；硫黄，气热为阳。以二气，理二气也。

暑寒二气丹，硝石共硫黄，炒令鹅黄色，为丸糯米浆。

来复丹

元阳之气，为暑消烁，用硫黄阳精之药，以回一阳之气也。

来复五灵脂，同研青橘皮，硝硫精石入，醋糊作丸宜。

大顺散

以姜、桂之辛热，治伏暑霍乱。热因热用，从治之法也，故谓之大顺。

大顺桂生好，白砂炒甘草，次入杏仁姜，去砂同细捣。

冷香汤

冷，药煎熟，瓶贮，沉井底，冷饮之，取其不伤肺金也；香，檀香、丁香也。姜、附，辛热之药。冷饮者，热因寒用也。

冷香干良姜，草果丁檀香，附子和甘草，贮瓶沉井凉。

六一散

一名天水散，天一生水，地六成之，阴阳之义也。不曰一六，而曰六一者，乾下坤上，阴阳交而泰之道也。又名益元散者，除中积热，以益一元之气也。或曰：方用滑石六两，甘草一两，因数而名也。

生脉散

脉者，非血非气，天之委和①也。有则生，绝则死，统于心。故生脉者，必先补其心也。用人参、麦门冬之甘以补心，甘生血，阳生阴长之义也。又以五②味子之酸，收敛阳气，肃清燥金，滋其化源也。

无脉能生脉，人参与麦冬，去心加五味，煎服可回凶。

春泽汤

春，蠢也，蠢然而动也。阳气升动，则万物发生，故曰春；泽，泽泻也，又泽为水。言用药止渴，以生津液。津液上升，如春水之发生，可以消其暑也。

春泽茯猪苓，麦门泽泻参，柴胡同木桂，煎服入灯心。

濯热饮

濯，瀚也，如水瀚去其热也。

方名濯热饮，五倍白矾烧，甘草乌梅内，同研入面调。

---

① 委和：自然所付与的和气。《庄子·知北游》："生非汝有，是天地之委和也。"宋·苏轼《告文宣王文》："一气之委和，与万物之至精，或为淮夷之蠙珠，或为云汉之华星。"《万病回春·卷之一》："脉者，天真委和之气也。"

② 五：原作"玉"，据药名"五味子"改。

缩脾饮

缩，缩砂也，能和脾而化气。

饮子缩脾名，缩砂草果仁，扁豆和干葛，乌梅甘草均。

解暑三白饮

三白，白术、白茯苓、泽泻，以色言也。味甘，以能解暑热。

散成三白名，泽泻茯苓平，白术①同姜片，灯心更十茎。

大黄龙丸

龙，过处腥冷，能解暑气，故假名之也；黄，药色；大者，言功之大也。

黄龙丸药由，雄黄舶上硫，滑石矾硝石，为丸②入面优。

六和汤

六，六腑也；和，顺也。六腑气乖，则令人挥霍撩乱。暑热客于胆，则目眩转筋；客于胃，则呕吐昏闷；客于大肠，则泄泻肠鸣；客于小肠，则恶风自汗；客于膀胱，则烦热少溺；客于三焦，则胀满，脐腹痛，卒心疼。

---

① 术：原作"木"，据解暑三白饮组成改。
② 丸：原作"九"，据文义改。

故用药以和六腑也。

六和半缩砂，薷藿杏仁瓜，扁豆参苓朴，枣姜甘草加。

清暑助行丸

言夏日远行，服之止渴生津，消暑助元气也。

清暑助行人，门冬与葛根，乌梅百药煎，参草共丸吞。

淡渗二苓汤

猪苓、茯苓，味淡而渗湿热也。

淡渗二苓方，猪苓泽泻良，茯苓和白术，滑石性寒凉。

湿证门

渗湿汤

渗，漉也。湿之为气，冲溢天地之间，流注四时之内。体虚者感之，皆定为病。方以甘淡渗利，使湿气下行，如漉者之也。

渗湿汤甘草，二木干姜燥，白茯与丁香，陈皮姜共枣。

肾著汤

著，附也。湿附于肾，令人腰痛身重，如坐水中。病以名方，专治之也。

肾著是汤名，干姜配茯苓，更加甘草炙，入水效通灵。

羌活胜湿汤

羌活，治风之药。风为木气，故胜湿土①也。

羌活胜湿汤，蔓荆独活防，藁本芎甘草，还加檗附苍。

麒麟竭散

血竭，一名麒麟竭也。

散用麒麟竭，虎胫酥油炙，没芍水蛭全，当归乳香麝。

枳术导滞丸

言用枳实、白术，以调其中；引用大黄，以导其滞也。

枳术导滞圆，神曲共芩连，茯苓和泽泻，倍用大黄添。

燥结门

清燥汤

燥，干也。《内经》云：诸涩枯涸，干劲皴揭，皆属于燥。肺属金，金畏火，能令金燥者，火也。言治肺金之火以清燥，则生化之源，滋润而达也。

药名清燥汤，五味茯苓苍，泽泻连神曲，升麻生地

---

① 土：原作"上"，据文义改。

黄，参芪柴白术，酒檗麦门当，猪苓甘升橘，服此见良方。

导滞通幽汤

导，犹引道；滞，肠中积物也；通，下达也；大仓下口为幽门，藏燥而不通。言用药以润之，引导其滞，使通幽门而下也。

导滞通幽汤，红花二地黄，升归桃核肉，甘草入槟榔。

当归润燥汤

燥淫于内，以辛润之，故用当归之辛，以润燥也。即前方加麻仁、大黄是也。

三和散

三和，和三秘也。三秘，一曰血秘，以川芎和之；二曰气秘，以沉香和之；三曰风秘，以羌活和之也。

三和陈术羌，甘草共槟榔，大腹芎苏叶，宣瓜沉木香。

滋肠五仁丸

大肠，为传送之官，燥涩，则大便艰下。方用柏、桃、松、杏、郁李五仁，以滋润之也。

滋肠①方内五仁全，郁李松桃杏柏研，别碾陈皮为细

---

① 肠：原作"腹"，据方名及方解改。

末，仁膏调蜜共成圆。

提盆散

大便燥结，诸药不能通，用草乌为末，葱头带涎，蘸药内谷道中即通也。提盆者，提盆以接大便，言效之速也。一名霹雳箭，以其性烈，药到无窒碍也。又一方，同名不同药。

提盆功效烈，屋檐烂草节。

牛黄散

牛，牵牛；黄，大黄也。

牛黄散子优，大黄倍牵牛，同研为细末，厥冷酒调投。

卷之二

火 门

龙脑鸡苏丸

龙脑，地名，在苏州；鸡苏，薄荷之别名，在处有之，惟龙脑所产者良，故名也。

鸡苏龙脑丸，芪麦胶通甘，蒲黄生地并，参柴共蜜丸。

左金丸

左，佐也。《易》曰：以左右民；金，谓肺也。肺金衰，而不能制肝木，木旺则火生而烁金矣。方用吴茱萸同黄连，假辛热之性入心而泻火，所以辅佐①肺金而平肝木也。丹溪又名回合丸，令，金也，金为肃杀之气，火旺则金不得，今故用黄连泻火，以回金之令也。

金花丸②

言其色如金也。

方立金花圆，黄芩共檗连，大黄调滴水，丸下水须鲜。

---

① 佐：原作"左"，据文义改。
② 丸：原作"九"，据方解及方歌改。

神芎丸

川芎为君，以散积热①，有神效也。

神芎丸芩连，滑石大黄全，薄叶牵牛共，丸成风热蠲。

碧　雪

青黛和诸药，色如碧雪耳。

碧雪甘草熬，马牙芒朴硝，石膏寒水滑，入黛候溶消。

坎离丸

坎为水，离为火。补肾水，而制心火也。

坎离丸子芍芎当，知檗须从四制方，芩苓熟地砂仁酒，煮去砂苓用地黄。

洗心散

洗，以水涤物也。心属火，言能洗涤心中之火也。

洗②心先大黄，麻黄甘草当，芍术和荆芥，薄荷三片姜。

疟疾门

四兽饮

四兽，谓青龙、白虎、朱雀、玄武也。各以其属，以

---

① 热：原作"熟"，据文义改。
② 洗：原作"浣"，据方名"洗心散"及方解改。

应四脏。疟，虐也。邪气凌疟脾土，故曰脾寒。脾位中州，得四脏之气以左右之，故方治四脏之邪，以辅脾土也。

四兽术陈参，乌梅草果苓，枣姜甘草半，盐拌炮令馨。

七宝饮

言七药治疟之功绩①如宝也。

七宝用槟陈，常山草果仁，青皮甘厚朴，煎露饮清晨。

驱邪散

驱，逐也。邪并于阴，令人寒慄②而战；邪并于阳，令人发热而渴。言用药以驱逐其邪也。

驱邪草果仁，甘草缩砂槟，梅肉常山酒，同煎服早晨。

四将军饮

言四药之辛热，能定寒战，如将军之能定祸乱也。

四将军附子，甘草诃陈使，姜枣一同煎，灌之昏仆起。

红丸子

药以矾红为衣也。

---

① 绩：原作"责"，据文义改。
② 慄：原作"慓"，据文义改。

丸子本红衣，三棱蓬木齐，老米椒青共，调烹阿魏醯①。

七枣汤②

用枣七枚，枣性甘，能引药入脾也。

汤成七枣名，附子水盐浸，七姜同七枣，煎服莫沉吟。

老疟饮

老，久也。连绵岁月，三日一作，久而成痞。一名疟母，又名痎疟。方能治之也。

老疟半陈青，良干姜桂苓，苍芎甘草果，壳桔苴苏馨。

分利顺元散

分，解开也。阴阳相搏，痰留中脘，或寒或热而成疟，元气虚弱，截之不住。言用药以分解阴阳，利散痰涎，以复元气也。

分利顺气方，川乌附木香，南星生熟用，七枣十生姜。

五行神验丸

东方木，用靛花之青；南方火，用桂心之赤；西方金，用干姜之白；北方水，用巴豆之黑；中央土，用硫黄

---

① 醯（xī 西）：酒。
② 七枣汤：原脱，据方解及方歌补。

之黄。此五行取应之妙药也。

神验丸中用五行，东靛西姜南桂心，北豆中硫盘摆露，为丸入麝耳中任。

不二散

言病一服而愈，不致再也。

不二用矾和，芽茶扁豆多，甘草陈槟朴，常山苍术剥，同煎露一宵，疾退安如岳。面调为饼焙，茶下起沉疴。①

龙华散

方用蛇蜕，谓蛇为龙，假其类也。龙之精华在鳞，曰华者，指蛇蜕言也。

龙华散效饶，蛇蜕两三条，未用烧存性，无根水下调。

胜金丸

言截病之功，胜于金也。

胜金消膈痰，鸡旦②用清丸，四两槟榔末，常山酒浸干。

---

① 面调为饼焙，茶下起沉疴：原文前有"痢疾门：痢圣散子：痢，滞下也，由饮食积于中，暑热伤于外，容于大肠，气分为白；容于小肠，血分为赤。圣者，治痢之圣药也。痢圣用干姜，罂皮罂粟良，当归甘枳壳，御米共煎汤。胃风汤：《内经》云：春伤于风，夏必飧泄，风气内通于肝，肝木克脾土，脾病而及于胃。言用药以治胃也。汤名是胃风，白术参苓芎，芍药常归桂，同煎入粟功"，与下文痢疾门中重出，为衍文，故删去。

② 旦：原作"且"，据文义改。

交加饮子

言阴阳互换，则气血和，而寒热不复作矣。一云：药俱半生半熟，取其阴阳交加之义。

交加饮子名，蔻果朴姜并，甘草同修制，依方半熟生。

清脾汤

疟病多起于脾，故清之也。

清脾汤半青，柴芩草果苓，术朴和甘草，枣姜煎服宁。

观音丸

世传佛有白衣观音，昔有舟人过白衣人于海角而授此方，故名之也。

观音丸异常，半夏母丁香，巴豆乌梅肉，为丸糊捣姜。

碧霞丹

言硫黄、青黛、白矾、官桂、巴豆，五色如碧霞也。

奇方建立碧霞丹，桂热硫温青黛寒，巴豆白矾方五色，端阳五姓粽为丸。

露星饮

煎热药，露于星月之下，取其阴精之气，以胜瘅疟之热也。

露星饮子神，采沼天之津，芩术芄常桂，柴甘半茯槟。

神效手把丸

以药为丸，男左女右，手常持而嗅之，则疟除①如神效也。

神效手把丸，虎螫猕麝香，蜈蚣常白芥，阿魏乳砒霜。

斩鬼散

斩，伐也；鬼，疟鬼。黄帝问于岐伯曰：疟鬼可得闻乎？岐伯曰：寅时发者，狱死鬼；卯时发者，鞭死鬼；辰时发者，堕②木死鬼；巳③时发者，烧死鬼；午④时发者，饿死鬼；未⑤时发者，溺死鬼；申时发者，自刺死鬼；酉时发者，奴婢死鬼；戌时发者，自缢死鬼；亥时发者，盗死鬼；子时发者，寡妇死鬼；丑时发者，斩死鬼是也。

斩鬼用人言，芽茶扁豆研，香油同面炒，干咽病须全。

鬼哭散

言药能驱疟鬼，而使之哭也。

---

① 除：原作"徐"，据文义改。
② 堕：原作"随"，据《千金翼方·卷第十八·杂病上·疟第二》改。
③ 巳：原作"己"，据《千金翼方·卷第十八·杂病上·疟第二》改。
④ 午：原作"牛"，据《千金翼方·卷第十八·杂病上·疟第二》改。
⑤ 未：原作"走"，据《千金翼方·卷第十八·杂病上·疟第二》改。

鬼哭散逐疟，独用黄丹煅，须候临发时，蜜汤随酒下。

露姜饮

姜性热，能去聚痰，止寒慓。假露之阴，以治热燥。冷饮者，热因寒用也。

露姜饮最奇，四两姜和皮，捣汁露至晚，服之能治脾。

五劳丸

言五药能治久疟成劳者也。

五劳丸豆豉，官桂共桃仁，鸡骨常山好，乌梅肉更珍。

沃雪汤

言以辛热治脾寒，如汤沃雪，即消散也。

沃雪除寒热，浑如汤泼雪，葛苍甘草硝，芍朴防风切。

辟邪丹

辟邪，犹斩鬼也。

辟邪雄黑豆，绿豆共砒霜，滴水为丸子，丹衣下醋汤。

瞻仰丸

疟病不能堪，故瞻仰其药力之速也。

方名瞻仰丸，草果米常山，各炒须存性，丸同梧子斑。

万安散

言方愈疟之功多也①。

痢疾门

痢圣散子

痢，滞下也。由饮食积于中，暑热伤于外。容于大肠气分为白，容于小肠血分为赤。圣者，治痢之圣药也。

痢圣用干姜，檗皮罂粟良，当归甘枳壳，御米共煎汤。

胃风汤

《内经》云：春伤于风，夏必飧泄。风气内通于肝，肝木克脾土，脾病而及于胃。言用药以治胃也。

汤名是胃风，白术参苓芎，芍药常归桂，同煎入粟功。

真人养脏汤

方用参、术之甘，以补脾脏之元气也。纯阳真人所制之方，故名也。

---

① 言方愈疟之功多也：下疑脱方歌。

真人养脏汤，罂壳桂和当，肉蔻柯甘芍，术参同木①香。

戊己丸

戊，胃土②也；己，脾土。专治脾胃泻痢之药也。

戊己芍黄连，吴茱面糊圆，脾经多湿热，止痢效如仙。

仓廪汤

仓廪，积谷之所。胃为仓廪之官。药用败毒散加陈仓米，盖统名之也。

仓廪陈仓米，参苓甘草枳，羌独桔柴前，芎姜煎去滓。

大断下丸

利在下，故断而止之。大，以药力言。

断下丸龙骨，附矾辛石脂，良干姜肉蔻，诃蛎③石榴皮。

驻车丸

驻，止④也。言药止痢，如车之驻也。

驻车用归先，姜炮炒黄连，醋浸阿胶煮，成膏共

---

① 木：原作"禾"，据真人养脏汤组成改。
② 土：原作"上"，据义改。
③ 蛎：原作"爥"，据大断下丸组成改。
④ 止：原作"土"，据文义改。

作圆。

圣枣子

言药之功在枣也。

圣枣子用肉，裹蔻乳没木，另入浸豆半，合饼候面熟。

苏感丸

苏，苏合香丸；感，感应丸。二药合而匀，为小丸用之也。

借气散

借，假也；气，药气。方用黄连、生姜同炒，去姜用连。连，苦寒之阴，假姜辛热之阳，借其气而用之也。

借气名而巧，黄连共姜炒，姜弃取连研，米汤调末搅。

缠金丹

药用黄蜡为丸，如金缠也。

缠金煅砒霜，木别乳胶香，丹杏硇巴豆，朱砂蜡色黄。

百中散

言应病百发百中也。又云：百中选一也。

散名百中好，粟壳三个炒，厚朴捣姜淹，服时休食饱。

百岁丸

每一岁服一丸，人以百岁为期，故云百也。

百岁阿胶乳，黄连共漏兰，木香罂粟壳，一岁一丸食。

育肠汤

肠久痢，则虚而滑。滑则涩之，以石脂、肉果①；虚则补之，以参、术而养育之也。

育肠汤石脂，参术②甘桂皮，肉蔻当归朴，良姜倍子随。

玉粉散

言蛤粉之色，白如玉也。

玉粉散修合，精矸真海蛤，每服二钱调，须用蜜水龄。

三奇散　五奇汤

三、五，药数也；奇，异也。又曰：三、五为阳，阳数奇，利在下。《经》曰：远者奇之以达下也。

奇效三奇散，防芪枳壳同，蜜汤调末饮，止痢大成功。五奇双豆蔻，连诃半熟生，木香甘草入，每服米汤清。

缚虎丸

方用砒，砒能杀人，如人之缚虎，恐见伤也。然则，虎缚其足，则不能伤，入砒制其毒，亦不能为害也。

① 石脂、肉果：下疑有脱文。
② 术：原作"木"，据育肠汤组成改。

方名①缚虎美，溶蜡制砒使，柳搅七条焦，为丸吞冷水。

玄青丸

青黛之色也。

玄青青黛玄，黄檗大黄连，甘遂芫花载，牵牛轻粉圆。

六妙汤

六者，药之数；妙者，治之功。

方名六妙汤，甘草桂丁香，砂仁罂粟壳，梅肉拌匀良。

导气汤

导，引也，引暑热积滞之气下行也。河间云：和气则后重自除。

导气用槟榔，芩连生大黄，木香归芍药，初痢是良方。

变通丸

谓变而通之，言药不执一也。

变通吴茱连，同浸不同研，各丸粟米饭，视疾相后先。

---

① 名：原作"各"，据文义改。

解毒金华散

黄连，色如金花，能解痢之热毒也。

解毒金花散，黄连檗与芩，赤苓和术芍，止痢更清心。

宿露汤

言露一宿而服也。

宿露音榴皮，椿根草果宜，杏仁甘草剉，乌梅姜片随。

六神散

言六药治痢之神效。

六神罂粟壳，甘草共陈青，梅肉干姜炮，同煎入乳馨。

软红丸

软，柔也；药用油、蜡为丸，滋润而软；红，朱砂、黄丹之色也。

软红丸粉霜，巴豆硇乳香，腻粉续随蝎，丹朱油蜡藏①。

敛肠丸

痢则肠滑而不收，故敛之也。

敛肠罂壳先，榆共木香全，榴皮丸炼蜜，再入米

---

① 藏：原作"臧"，据文义改。

泔煎。

玉胞肚

以药贴脐，如胞肚也。

玉胞肚针砂，矾桂共调胶，纸摊脐上贴，太热用衣包。

枳实三百丸

本[1]草云：枳实破结气，消胀满，去脾经积血，治血痢之药也；三百，举总数；每服三十丸，言十服可以愈疾也。

枳实三百圆，槐花生五钱，同丸皂角刺，下用米汤煎。

豆蔻固肠丸

痢则肠不固，豆蔻涩肠，固而止之也。

豆蔻固肠丸，砂仁南木香，石脂姜厚朴，止痢更坚肠。

黑龙丹

黑龙，猪也。猪为龙象，用黑豆入猪胆中，阴干，以治痢也。

奇效黑龙丹，腊大猪胆寒，内装雄黑豆，入麝共阴干。

---

① 本：原作"木"，据文义改。

通玄二八丹

二者，芍药、当归、生地、乌梅各①五钱，合而为二两也；八者，黄连半斤也。言药之妙，可以通玄也。

通玄二八丹医痢，黄连梅芍归生地，猪肚盛装韭菜蒸，烂捣为丸须石器。

顶礼散

以手加额曰顶②礼。言疾愈而自贺也。

顶礼散如神，木香草果仁，茯苓诃扁豆，罂粟木陈亲。

巴石丸

矾之青黑者为巴石。又云：炼矾色如雪，名之巴石。

巴石飞白矾，素春蒸饼丸，空心米饮下，晕（上边草下边晕）用水牛肝。

断痢散

断痢，止痢也。

断痢蔻丁香，陈皮诃子姜，罂壳和甘草，同煎乳粟尝。

泄泻门

火轮丸

言姜、附之热性如火，服之使脾气运动，如转轮也。

---

① 各：原作"名"，据文义改。
② 顶：原作"须"，据顶礼散方名及文义改。

五谷得热则消，而大肠传送亦有常也。

附子干姜炮，还将肉蔻煨，同研丸米糊，绝似火轮推。

升阳除湿汤

湿胜，则脾胃气虚不能升上，而下流为泄泻。方用升麻、柴胡、羌活、防风，以升其阳气；用半夏、陈皮、苍术、猪苓，以除其湿也。

升阳除湿汤，益智半柴羌，苍曲陈甘草，苓升麦檗防。

胃苓汤

平胃、五苓二散，合而为汤。五苓散见前伤寒门，平胃散见后脾胃门。

百粒丸

每服百丸也。

百粒百丸食，丁香姜檗完，川胡椒①附子，醋煮蒜为丸。

九宝饮子

九，药数。能止泻如宝也。

九宝青皮朴，陈芪赤茯先，木通罂粟壳，粉草共车前。

---

① 胡椒：原作"楜椒"，"楜椒"同"胡椒"。

益胃汤

久泻则胃虚，故用参、芪以补益之也。

益胃半陈皮，柴升二术芪，归芩参益智，甘草枣姜宜。

豆附丸

豆，豆蔻；附，附子也。胃中虚寒，温之以附子；久泄肠滑，涩之以豆蔻。

豆附苓阳起，诃矾赤石脂，良干姜桂细，龙骨糊丸奇。

实肠散

泄则肠虚，言用药以补而实之也。

实肠用砂仁，木香甘草陈，苍苓诃豆蔻，厚朴枣姜亲。

大已寒丸

已，止也。脾胃喜温而恶凉，过食寒凉，则必致伤而成病冷沉寒之疾。方用荜拨、姜、桂之辛热，而能大已其寒也。

方名大已寒，荜拨良姜干，肉桂同为末，还须面糊丸。

厚肠丸

久泄则肠薄，故厚之也。

厚肠白龙骨，附子朴姜陈，肉蔻同诃子，为丸酒糊匀。

金锁正元丹

锁，五金为之，所以闭固者也；正，真也，泄则真气耗，而脾肾俱虚。言药能止泄，而锁固其真元之气也。

金锁固精髓，芦巴苁倍子，龙骨巴戟苓，朱砂破故纸。

四柱散

言四药之能治疾，其功如四柱之支大厦也。

四柱参苓先，木香附子全，须加姜五片，更入少盐煎。

烧胃丸

言附子、姜、桂之热，温胃之寒，如火烧之而效速也。

烧胃朴姜陈，诃皮附茯苓，桂心甘草碾，醋煮糊丸馨。

梅枣汤

乌梅，味酸而敛肠；大枣，味甘而养脾也。

梅枣一汤玄，乌梅枣肉先，同咀罂粟壳，每服二钱煎。

羊肉扶羸丸

羊肉，和诸药为丸，能止泻而补羸瘦也。

羊肉扶羸蔻木香，附椒神曲白干姜，焙干四两精羊肉，粟饭为丸下米汤。

坚中丸

坚，固也。言药能坚固肠胃，而止泄也。

坚中术檗连，泻芍蔻陈先，半夏参苓桂，同和蒸饼圆。

青六丸

六一散加红曲，以清热也。六一散见暑门。

温六丸

六一散加干姜，以温寒也。

蒜煮壮脾丸

蒜，辛温开胃，健脾消食，煮烂，和药为丸，以健脾也。

蒜煮壮脾丸，苓苍①朴附姜，甘草陈诃枣，川乌蒜煮良。

霍乱门

回生散

外有所感，内有所积，阴阳不升降，乖隔而成霍乱。若病危笃，有存胃气一点者，言此药能起死回生也。

---

① 苍：原作"仓"，据蒜煮壮脾丸组成改。

回生散更奇，去白用陈皮，藿香同剉片，煎服不拘时。

止渴汤

吐泻之后，热甚，则津液大亡，故烦渴也。以甘淡之药，除烦生津，以止其渴也。

止渴用参苓，门冬蒌葛根，桔泻和甘草，白汤调蜜吞。

既济汤

既济，坎上离下之卦名也。霍乱之后，阴阳不交，二气乖戾，犹未济也。言用药以和其气，使水①火相交而既济也。

既济甘草炙，附半门冬入，淡竹参引姜，同煎粳米粒。

正胃汤

胃气不正，则为霍乱，故正之也。

正胃枇杷叶，朴桂陈皮协，生姜为引煎，吐利停如摄。

七气汤

七情之气不和，而成霍乱也。

七气多半苓，紫苏朴桂参，陈皮和芍药，姜枣服

---

① 水：原字不清，据文义补。

空心。

机要浆水散

机要，方书名；浆水，药用浆水煎，取其助胃气也。

浆水立方名，干良姜桂心，甘草同附子，一饮胜千金。

呕吐门

四君子汤

四药之性，不燥不热，禀中和之气，有化育之功；养脾胃，生元气，有诸虚补益之良，故曰君子。

四君子汤通，人参白术同，茯苓甘草炙，补胃更和中。

玉浮丸

以面和药，入百沸汤煮，使浮起如白玉也。

玉浮二豆蔻，蚕术半姜丁，槟附参甘草，木香陈檗星。

助胃膏

呕吐，久则胃虚，故用参、术以补助之也。

助胃术参陈，缩砂二蔻仁，木丁香橘茯，炼蜜和均匀。

千转丹

用药熬膏，以槐条搅千转也。

反胃门

十膈气散

一冷膈，二风膈，三气膈，四痰膈，五热膈，六忧膈，七悲膈，八水膈，九食膈，十喜膈。《阴阳杂合谕》云：三阳气结谓之膈。三阳者，阳明大肠，太①阳小肠，太阳膀胱也。小肠结，则脉燥；大肠结，则大便难；膀胱结，则津液涸。三阳既结，前后闭涩，下既不通，反而上行，所以饮食不下而为膈。言此方能通治之也。

十②膈气散方，参苓术木香，麦芽甘草朴，枳壳桂干姜，蓬术三棱面，诃梨勒共榔，陈皮须去白，姜枣点盐汤。

五膈宽中散

一曰气，二曰血少，三曰痰壅滞，四曰寒，五曰热。言药能散胃中滞塞，使饮食流利下行，豁然而中宽也。

五膈宽中散，砂仁丁木香，青陈香附蔻，甘朴引盐姜。

状元丸

言为治膈之首药也。

状元巴豆霜，曲半面雄黄，滴水丸如豆，还将炒米糠。

---

① 太：原作"大"，据文义改。
② 十：原作"千"，据十膈气散方名及方解改。

太仓丸

指陈仓米而言也。米之味，甘淡，能养脾胃，故用以和药也。

太仓丸子方，白蔻信丁香，砂仁陈米炒，丸汁自然姜。

百杯丸

言服此丸者，饮酒百杯不致醉也，则治胃之功可知矣。

百杯丸蜜用朱衣，一木干姜棱橘皮，广莪缩茴甘草蔻，生姜盐制共为衣。

人参利膈丸

方以大黄通利膈间之滞，恐伤元气，故用人参以补之，盖先泄而后补也。

人参利膈丸，枳实藿①槟榔，甘草当归朴，木香酒大黄。

掌中金

言用药末安掌心，舐服之也。

掌中金附子，姜汁煮②干使，同碾母丁香，手心将舌舐。

---

① 藿：原作"霍"，据人参利膈丸组成改。
② 煮：原作"者"，据文义改。

五噎散

寒、热、血、气、痰，五者是也；噎，食入而反出也。

五噎枇杷叶，干姜半桔参，荜澄甘草木，糠蔻木香沉。

干咽妙功丸

不用汤而吞，谓之干咽；妙，功有也。

干咽妙功丸，桂皮巴豆霜，朱硇硼益智，糯米糊丸良。

桃花散

方有桃花，因名之也。与伤寒门桃花汤，以色名者不同。

散内用桃花，槟榔硝缩砂，吴茱汤浸炒，酒服效堪夸。

正胃散

以牛喉末①调陈米饮服。牛属玉，治胃从其类也。

瑞香散

瑞香，花名。言药气如之，而能开胃也。

瑞香散用木丁香，桂术棱槟甘草姜，扁豆参苓诃麦檗，青皮盐酒紫苏汤。

---

① 末：原作"未"，据文义改。

秦川剪红丸

秦川，关中之水也；剪红，药用红罗包线札定，剪断。服之而有殊效。

秦川剪红丸，莪术①南木香，贯仲陈干漆，槟榔雄大黄，糊丸将五十，芫遂巴再方，红罗包一粒，共取白汤尝。

嘉禾散

嘉，美也；禾，稼之。总名方，有谷蘖故云。

嘉禾即谷蘖，腹子木沉槟，薏苡桑皮术，枇杷叶半陈，青芩参石斛②，白蔻曲砂仁，味仲随风藿，丁香甘草亲。

无比丸

言治噎之功，无药可比也。

无比干姜附，醋烹巴豆研，泽泻同官桂，和匀炼蜜圆。

生胃丹

用南星，以醒胃；用粟米，入胃而生谷气；妙用黄土，以生胃土也。

---

① 术：原作"木"，据秦川剪红丸组成及文义改。
② 斛：原作"解"，据嘉禾散组成改。

生胃丹中土制星，朴沉术木①蔻砂仁，半夏曲麦防甘草，粟米丁参谷糵陈。

脾胃门

平胃散

《五常政大论》云：土气平曰备，化不及曰卑，滥太过曰敦阜。敦，厚也；阜，高也。胃中宿滞不化，积成痞满膜胀。敦阜之谓也，土味之王，泄苦补甘，故以苍术、厚朴、陈皮之苦以泻之，泻恐太过，用甘草之甘以补之，则敦阜平而备化成，不致卑滥也。备化者，备成天化，万物资生，坤之德也。平胃之义大矣哉。

平胃散和平，茅山苍术功，广皮川厚朴，国老枣姜同。

补脾汤

脾虚，则不能滋养元气，而病之所由生。故用药以补之，使其气平而充实也。气平，则能裨助胃气，上行津液，而归于肺，通调水道，下轮膀胱，水精四布，五经并行也。

补脾汤茯苓，干姜草果仁，人参甘草朴，白术麦芽陈。

---

① 术木：原作"木木"，据生胃丹组成当为"白术"和"木香"，故改。

夺命抽刀散

言胃脘痛如刀刺欲死者，药能定痛，如抽其刀而夺回命也。

夺命抽刀散，糯米同石菖，斑蝥并巴豆，各炒干姜良。

消谷丸

消化食积也。

方名号消谷，肉蔻青槟曲，棱陈檗木香，蒸饼为丸服。

姜合丸

以丸内生姜中，煨而用之，故曰姜合。取姜性热，有开胃健脾之功也。

姜合木丁香，□□□□□，硇砂参朴蔻，□□□□□。

小七香丸

七药之中，香药半之。小者，不全之义。

小七香丸名，砂仁益智仁，甘松甘草术，丁皮香附邻。

大健脾①丸

大，丸之大者也，亦言功之大。

大健脾丸子，胡椒肉果姜，茯苓诃子曲，白术木丁香，荜拨和甘草，入参白蔻将，麦芽同附桂，厚朴蜜丸良。

---

① 脾：原作"用"，据下文方歌改。

扶老强中丸

言药能扶养老人之脾胃，使健旺也。

扶老强中丸，吴茱姜用干，麦芽神曲炒，梅肉蜜为团。

温胃汤

言温补胃气之虚寒也。《经》曰：水入于经，其血乃成；谷入于胃，脉道乃行。故血不可不养，卫不可不温，血和卫温，病安从生。

温胃用芪参，姜黄泻蔻陈，生姜甘草朴，益智缩砂仁。

蠲饮枳实丸

蠲，除也；饮，痰饮也。言能除脾中之痰饮也。

蠲饮枳实圆，陈皮共黑牵，同丸半夏末，清膈化痰涎。

调中益气汤

调中，莫如甘草；益气，莫如参、芪。中调气益，而脾胃自健也。

调中益气汤，甘草共芪苍，柴橘升麻并，人参南木香。

枳术丸

枳实，苦寒而泄痞；白术，甘温而补中。白术之多，先补其虚；枳实之半，后泻其滞。妙用荷叶，包饭为丸，引发生之气上行也。

枳术丸强胃，麸添枳实气，入术去麸丸，饭加荷叶味。

宽中喜①食无厌丸

宽中，开胃也；喜食，好餐也；无厌，不饮也。言胃开而食不厌也。

喜食无厌木香参，术泻砂仁草蔻仁，枳实麦芽姜半曲，青陈甘草二苓槟。

沉香磨脾散

磨，渐化之也。沉香，性温而行诸气，缩砂、豆蔻佐之，以磨去脾中之宿滞也。

沉香磨脾散，甘草术蔻参，乌药砂仁桂，藿檀丁木沉。

六君子汤

与四君子汤同，弟加二药耳。

汤名六君子，白术参和枳，橘半甘草全，枣姜为引尔。

凝神散

凝，收敛也；神，脏神也。

凝神山药同生地，白术甘苓地骨皮，扁豆麦门知母粳，人参淡行枣姜施。

---

① 喜：原作"嘉"，据方解及方歌改。

异功散

异，奇也。言药能补胃健脾，理气和中，不燥热，不寒冷，禀中和之气，而有殊异之功也。

异功参与术，甘草茯苓同，药是四君子，脾虚加橘红。

交泰丸

交，谓阴阳升降也；泰，通也。《易》曰：天地交而万物通。方用巴豆霜，以通其痞塞故也。

交泰参柴术皂姜，川乌紫菀缩砂将，桂苓苦楝椒连朴，知母吴茱巴豆霜。

升阳顺气汤

阳气本上行，郁于下，则不能发生，故《经》曰：下陷者升之。气上行为顺，下行为逆，故又顺其气，使上行也。

升阳顺气汤，甘草蔻升当，柴曲①参芪半，陈皮檗引姜。

藿香安胃散

藿香之芳馨②，助脾开胃，以安其吐逆也。

藿香安胃散，人参丁橘红，呕吐生姜妙，和中藿有功。

---

① 曲：原作"面"，据升阳顺气汤组成改。
② 馨：原作"声"，据文义改。

进食散

脾胃虚寒，饮食则痞塞呕吐。故以甘辛之药，消其宿滞以开胃，则食自能进矣。

进食散丁参，良姜草果仁，麦芽甘草半，蔻附朴青陈。

八珍汤

八珍，淳熬，淳母，炮豚，炮牂，捣珍、渍，熬、肝臀①也。言八药味美，如八珍也。

八珍汤八药，四物四君同，姜枣味甘美，滋荣又补中。

胃爱散

胃喜甘而恶苦，药味甘故曰爱。

胃爱参苓术②，芪姜甘草先，丁香和肉蔻，白米碾同煎。

谷神丸

谷，药用粳米糊丸，故言谷；神，神曲也。

谷神粳米丸，缩参香附添，青陈棱曲枳，蓬术麦芽堪。

---

① 淳熬……肝臀：此14字原指八种珍贵的食物。出自《礼记·内侧》。淳熬指用肉酱油浇饭，淳母指肉酱油浇黄米饭，炮豚指煨烤炸炖乳猪，炮牂（zāng脏）指煨烤炸炖羔羊，捣珍指烧牛、羊、鹿里脊，渍指酒糖牛羊肉，熬指烘制的肉脯，肝臀（liáo辽）指网油烤狗肝。亦有认为是八种烹调法。

② 术：原作"木"，据胃爱散组成改。

咳嗽门

华盖散

肺居上，为五脏之华盖。邪气入肺，则为热、为嗽、为痰。故治嗽者，先治肺也。

华盖用麻黄，杏仁苏子桑，赤茯甘草橘，一枣五生姜。

备急五嗽丸

备急者，预备以待急用也。五嗽，一曰上气，二曰饮，三曰鳁，四曰冷，五曰邪是也。①

备急五嗽丸，官桂炮干姜，皂荚同研末，蜜丸温酒尝。

三拗汤

拗，不顺也。言甘草不炙，麻黄不去节，杏仁不去皮尖也。

三拗生甘草，杏仁不去皮，麻黄连节用，不制故名之。

五拗汤

五药不制，存其悍烈之性，以为劫病之功也。

---

① 五嗽……五曰邪是也：出自《太平惠民和剂局方》卷四。

甘草桔麻黄，杏仁荆芥芒，哎①咀皆不制，五拗故名汤。

百花膏

百，百合花、款冬花也。以蜜为丸，可以含化而咽，故曰膏。

百花膏子佳，百合款冬花。蜜丸龙眼大，含化咽尤嘉。

蜡煎散

黄蜡与药同煎，取其润肺也。

蜡煎甘草桔，五味桑苏叶，紫菀款冬花，杏仁同一贴。

平气散

平，和均也。火气上炎，则烁金而咳逆。散火以平其气，气平，则诸疾不作矣，岂但嗽乎？

平气参芎术，苏归桂茯神，芷甘瓜五味，乌药杏中仁。

苏沉九宝汤

苏沉，二内翰所制之汤，因而名之也。沉作沈，古字通用。

苏沉九宝汤，陈桂薄麻黄，桑杏苏甘草，腹皮葱共姜。

---

① 哎：原作"吹"，据文义改。

玉液丸

喘嗽干渴，服之如玉液也。一云：药白如玉也。

奇方名玉液，白矾寒水石，半夏同糊丸，姜吞须后食。

钟乳补肺汤

用石钟乳，以治咳逆；佐以人参、五味子，以补肺气之不足也。

钟乳补肺汤，门冬五味桑，石英参紫苑，官桂款冬良。

温肺汤

寒邪入肺而咳，用姜、桂之辛热，以温散之也。

温肺汤甘草，阿胶桂杏仁，干姜和五味，半夏细辛陈。

人参养肺丸

人参，入乎太阴经，味甘，气温，能补肺气也。

人参养肺圆，皂角杏仁先，半夏天花粉，苓芪炼蜜全。

人参清肺汤

人参，补上焦之虚，肺气实则自清。

人参清肺汤，知母杏仁桑，阿胶罂粟壳，地骨草梅将。

温中化痰丸

脾湿动而生痰，言以辛热之剂，散脾中之寒，而消其湿，则痰自化矣。

温中化痰丸，二姜良与干，青陈共①去白，分两一般般。

人参润肺丸

燥淫于内，以辛润之。故用人参、细辛之甘辛，润肺之燥，以止干咳也。

润肺桂人参，款花甘草辛，杏仁知母桔，炼蜜作丸新。

大降气汤

紫苏子，大能降气下行，而不上逆也。

汤名大降气②，归朴苏芎细，桔半陈茯苓，前胡甘草桂。

---

① 共：原作"供"，据文义改。
② 汤名大降气：此前有"温肺汤寒邪入肺而咳，用姜桂之辛热以温散之也。温肺汤甘草，阿胶桂杏仁，干姜和五味，半夏细辛陈。人参养肺丸人参入乎太阴经，味甘气温，能补肺气也。人参养肺圆，皂角杏仁先，半夏天花粉，苓芪炼蜜全。人参清肺汤人参补上焦之虚，肺气实则自清。人参清肺汤，知母杏仁桑，阿胶罂粟壳，地骨草梅将。温中化痰丸脾湿而生痰，言以辛热之剂散脾中寒而消其湿，则痰自化矣。温中化痰丸，二姜良与干，青陈共去白，分两一般般。人参润肺丸燥淫于内，以辛润之，故用人参、细辛之甘辛润肺之燥以止干咳也。润肺桂人参，款花甘草辛，杏仁知母桔，炼蜜作丸新。大降气汤紫苏子，大能降气下行而不上逆也"，与前文重，为衍文，删。

温金散

《内经》云：劳者温之，损者温之。温，补也。肺属金，久嗽则虚。故用人参、甘草，甘温之药，以补之也。

温金散杏参，甘草茯神芩，桑白防风蜡，麦门冬去心。

宁肺汤

肺因嗽而不宁。言用药除嗽，以宁之也。

宁肺术参当，阿胶芍地黄，芎桑甘五味，白茯麦门姜。

利膈丸

言胸膈结痰壅滞，以大黄、牵牛下而利之也。

利膈半槟榔，牵牛青木香，大黄槐皂角，丸面下姜汤。

补肺汤

肺因久嗽而虚，方以阿胶为君，而补益肺气也。本草云：肺虚极损，咳吐脓血，非此不补也。

补肺阿胶苏子陈，青皮甘桔菀砂仁。菖蒲五味桑皮杏，草果冬花半细辛。

泻白散

泻，不也；白，肺之色也。泻白者，泻肺中之火也。

泻白瓜蒌实，桑皮甘草炙，杏仁桔半升，地骨姜煎液。

安眠散

因喘嗽气逆，而不得眠。言用药能已喘嗽，使人安眠也。

安眠佛耳好，粟壳陈甘草，梅肉款冬花，麦门加蜡导。

通声煎

通声，谓通其声音；煎，煎药也。言肺热咳而声哑，用药化痰清肺，以通其声音也。

通声煎杏仁，菖味细通参，姜蜜冬花枣，竹茹酥桂心。

清化丸

清，清肺；化，化痰也。

清化须青黛，贝母杏仁配，砂糖共入姜，饼丸如弹块。

二陈汤

药有六陈，方用橘皮、半夏，得其二，故名焉。

二陈汤子中，半夏橘皮红，白茯倍甘草，姜梅作引功。

驱痰饮子

言驱逐顽痰也。

驱痰饮子灵，半夏天南星，草果同甘草，青陈赤茯苓。

痰气门

四七汤

四，四药，紫苏、厚朴、半夏、茯苓是也；七，七情，喜、怒、悲、思、忧、恐、惊也。言四药能治七情气结之痰也。

四七理七气，夏五茯苓四，苏二厚朴三，七姜一枣备。

顺元散

顺其元气也。

顺元散子名，乌附半南星，木香半乌附，煎服入姜灵。

倍术丸

白术为君，倍于他药也。

倍术五钱桂，半两干姜配，白术一斤投，蜜丸汤饮碎。

破饮丸

痰饮结于胸膈，用巴豆猛烈之气，以开破之也。

破饮木丁香，缩椒拨蝎完，青皮巴豆炒，去豆煮梅丸。

强中丸

强中，健脾胃也。中气虚弱，不能运化，则痰饮留滞。言用药以强之，则气运化，而痰自清矣。

强中半夏强，更用干良姜，青陈二皮碾，姜汁面丸良。

分涎方

分，开散也。言能开散胸膈之痰涎也。

叶氏分涎方，南星用炮香，半参陈苦梗，枳实共煎姜。

吴仙丹

吴，吴茱萸；仙，茯苓也。陶隐居云：茯苓通神致灵，和魂炼魄，上品仙药是也。方惟吴茱萸、茯苓，故名焉。

吴仙入选方，吴茱须泡汤，茯苓各等分，蜜丸吞酒浆。

暖胃丸

用硫黄，大热以温散胃中之冷饮也。

暖胃用硫黄，茴香丁木香，白矾同半夏，丸面汁须姜。

海藏五饮汤

海藏，王好古之号。饮，痰饮也。一留饮，在心下；二癖饮，在胁下；三痰饮，在胃中；四溢饮，在膈上；五流饮，在肠间。治饮之方，好古所制，因名之也。

海藏五饮猪苓茯，复花芍术朴人参，前胡泽泻陈甘草，枳实生姜半桂心。

三仙丸

三，谓南星、半夏、香附子也；仙，谓星、半为曲，香附炒去毛，皆脱其本性而用之，如人之脱凡而仙也。

三仙名脱俗，半夏南星曲，香附入同研，面丸姜引服。

沉香和中丸

沉香，能散滞气，用引诸药，以和中也。

沉香和中圆，榔沉木黑牵，陈青礞滑石，芩壳大黄宣。

葛花解醒汤

葛花，消宿酒，止痰逆也。

葛花解醒汤，橘泻茯猪姜，白蔻参砂曲，青皮术木香。

牛黄通膈丸

牛，牵牛；黄，大黄也。痰喘积聚，用以通膈也。

通膈牛黄方，黑牵头大黄，木通丸如水，喘用桑皮汤。

克痞丸

克，伐也；痞，塞不通也。

克痞用干姜，小茴丁藿香，芩茯官桂桔，甘草面丸良。

豁痰汤

豁，通也，开也；痰①结，则豁而开通之也。

豁痰羌活星，厚朴半人参，枳实陈甘草，柴胡苏叶芩。

礞石滚痰丸

礞石、大黄并用，下痰之神药也；滚，转而下之也。

大黄八两蒸，等分入黄芩，一两硝礞石，香加半两沉。

化痰铁刷丸

铁，黑金；刷，试也。铁性至坚，以之刷物，无有不去。药能化痰，如铁刷之刷物也。

化痰铁刷方，皂角半生姜，白附矾寒水，硇砂轻粉霜。

紫金散

药用火炒，色如紫金也。

紫金甘草矾，梅肉共天南，炒紫研为末，匀调薑引含。

黑金散

言猪蹄甲、南星、冬花，大煅如铁色也。

黑金猪蹄合，共煅天南星，冷入冬花末，同研脑麝馨。

---

① 痰：原作"疾"，据方名及文义改。

青金丹

青，青黛；金，蜡色黄如金也。又名甲乙饼，甲乙东方木，以杏仁、柿饼而言也。

青金黛杏仁，如弹蜡丸成，柿饼包煨出，含溶下饮清。

凤髓汤

用松子仁、胡桃肉，入熟蜜汤饮之，如凤髓之稀有也。

奇名凤髓汤，松子胡桃肉，炼蜜拌和匀，白汤随点服。

小胃丹

治胃中之积痰，药丸如麻子，故曰小。

丹名为小胃，黄檗和甘遂，大戟大黄芫，粥丸麻子类。

喘急门

千缗①汤

缗，贯钱索也。宋②徽宗有宠妃苦痰喘，召医官李子

---

① 缗（mín 民）：成串的铜钱。
② 宋：原作"宗"，据文义改。

先，药之不效。诏下西台①，三日不愈当诛之。子先归，与其妻相对泣。忽门外有人云：十文一贴，痰喘便绝。乃邀入，与之言，曰：若验，不特十文，当赠②千缗。一云：沈兴宗待制病喘，不能卧，有客见之，曰：我曾患此，得良药一服瘥，我以千缗酬之，因名焉。

千缗获报即名汤，半夏还加一块姜，皂角炙同甘草节，绢囊盛水裹煎良。

玉芝丸

治肺药也，道家以肺为玉芝。一曰：星、半、茯苓、白矾，色如玉芝也。

和剂玉芝名，参矾薄茯星，各研三十两，半夏倍无零。

一捻金

以指捻末药也。

方名一捻金，知母二母跟，巴豆去油碾，加姜细嚼吞。

二贤汤

言橘皮、甘草，去病之能，如二贤也。

二贤汤饮名，四两橘皮君，十钱甘草辅，功效绝超群。

---

① 西台：官署名，刑部的别称。清·梁章钜《称谓录·刑部》："隋改都官为刑部尚书。唐天宝中改为宪部，亦曰西台。"

② 赠：原作"曾"，据文义改。

快活丸

言病去身安，而心悦乐也。

方名快活安，桔半桂须官，枳壳同研末，姜煎面糊丸。

焚香透膈散

用药焚于香炉内，吸其烟入胸膈，以定喘也。

焚香透膈散，佛甘草鹅管，雄末款冬花，烧烟入喉脘。

天仙二母膏

二母，知母、贝母也；天仙，言其药之神也。

天仙二母分知贝，甘草麻黄葶苈会，桔杏冬花梅肉参，蜜丸形若①樱桃大。

四磨汤②

言四药以磨汤而服之也。

---

① 若：原作"苦"，据文义改。

② 四磨汤：此前有"苓白矾色如玉芝也。和剂玉芝名，参矾薄茯星，各研三十两，半夏倍无零。一捻金以指捻末药也。方名一捻金，知母二母跟，巴豆去油煨，加姜细嚼吞。二贤汤言橘皮、甘草去病之能如二贤也。二贤汤饮名，四两橘皮君，十钱甘草辅，功效绝超群。快活丸言病去身安而心悦乐也。方名快活安，桔半桂须官，枳壳同研末，姜煎面糊丸。焚香透膈散用药焚于香炉内，吸其烟入胸膈以定喘也。焚香透膈散，佛甘草鹅管，雄末款冬花，烧烟入喉脘。天仙二母膏二母，知母、贝母也；天仙，言其药之神也。天仙二母分知母，甘草麻黄葶苈会，桔杏冬花梅肉参，蜜丸形苦樱桃大。"与前文同，为衍文，故删。

四磨参用先，乌药槟榔肩，更取沉香共，浓磨药水煎。

白云换肺丸

方用寒水石、明矾、半夏，色如白云；换，易之也。一云：白云，制方之人号也。

白云换肺丸，姜汁糊和团，半夏明矾末，冬花水石寒。

八仙丸

言八药治喘之灵，以比八仙也。

八仙丸八药，枣煨巴豆剥，星半款冬花，杏仁甘皂角。

化痰玉壶丸

玉壶为器，清可彻底。言药能化痰，而使肺极清也。

玉壶化痰名，半夏天麻星，白面和丸煮，丸浮姜引经。

透罗丹

言药到病脱，如透过罗网。

透罗西夏传，皂半同黑牵，巴豆大黄杏，姜丸汁自然。

五套丸

五套①，错综也。叁伍错综，言其制也。

五套木陈丁，干良姜术苓，南星青半夏，曲糵糊丸灵。

---

① 五套：前有"五参"，疑为衍文，故删。

皱肺丸

皱，收敛之貌。肺胀则喘，用羊肺煮烂，捣膏为丸，以肺敛肺，同类相求也。

皱肺芫阿紫苑茸，贝知百部款冬从，杏仁羊肺同沭糯，煮碾成膏入药舂。

水玉汤

半夏，一名水玉也。上用半夏三钱，姜十片，水煎服。

卷之三

诸气门

神仙九气汤

神仙，言药之灵验也；九气，怒、喜、悲、恐、寒、暑、惊、思、劳是也。故怒①则气逆，喜则气和，悲则气消，恐则气聚②，寒则气收，暑则气泄，惊则气乱，思则气结，劳则气耗。气，一也，因所触而九也。

神仙九气汤，香附共姜黄，甘草平研末，盐煎调服良。

和气散

调和七情郁结之气也。

和气炒茴香，青陈香附苍，良姜甘草桂，桔梗下盐汤。

养正丹

正气微，则邪气乘间而入。言用药以养其正气也。

养正补天真，铅溶入水银，更下朱硫搅，丸须糯糊亲。

---

① 怒：原作"恕"，据《素问·举痛论》"怒则气上，喜则气缓"改。
② 恐则气聚：《素问·举痛论》作"恐则气下"。

七气汤

治七情之气为病也。

七气用人参，半甘肉桂心，姜煎乘热服，蠲痛免呻吟。

神保丸

言药之效，如神保全也。

神保丸全蝎，胡椒南木香，朱衣丸用饼，先拌有巴霜。

分心气饮

忧愁思虑过多，则气结于心胸，以为痞满噎塞。分者，分开心胸郁结之气也。

分心气饮中，芍桂茯陈通，大腹羌苏半，青桑甘草同。

盐煎散

盐少许同煎，能引诸药入足少阴经，以除冷气也。又盐，味咸，能软坚。

盐煎散内麦芽槟，羌朴砂仁草果仁，肉蔻芎姜苍茯壳，茴香甘草荜澄陈。

鸡舌香散

言药之气，如鸡舌香也。

散名鸡舌香，香附桂良姜，赤芍和甘草，天

台□□□。

异香散

诸香，皆能散气。言异者，赞效之奇也。一云：药气之香，异于常也。

异香益智仁，莪术朴青陈，莲内棱甘草，枣姜盐引神。

酴醾丸

言药之气味，如酴醾酒也。

奇效酴醾丸，姜黄丁木香，甘草和丸蜜，含津下白汤。

三香正气散

丁香、木香、香附也。

三香正气木丁皮，益智蓬莪香附随，乌药缩砂陈厚朴，干姜甘草枣姜宜。

化气汤

药用沉香，以化气也。

化气沉茴与木香，砂仁莪术共干姜，胡椒甘草青陈桂，姜引丁皮苏叶汤。

越鞠丸

越，发扬也；鞠，郁也。言药能发扬郁结之气也。

越鞠丸苍术，曲芎香附栀，能开诸郁结，千戴忆丹溪。

三白散

白，牵牛、白术、桑白皮也。

三白白桑皮，白牵白术随，陈皮须去白，姜引木通奇。

蟠葱散

蟠，曲而迴转也；葱，能通气。用蟠入药为引，以治气也。

蟠葱槟桂延胡索，苍术干姜甘草烙，棱茯丁皮青缩砂，蓬莪葱白连根着。

手拈散

言治心脾气痛效速，如手取之也。

手拈百选方，草果玄胡索，温酒调三钱，五灵加没药。

五香蠲痛丸

丁、沉、木、乳、藿五香，能散气，而蠲除诸痛也。

五香蠲痛黑牵硇，木藿丁沉共乳香，棱桂陈青蓬术①壳，吴茱面糊作丸藏。

玄附汤

玄胡索、附子也。

玄附济生方，五钱生木香，炒玄胡炮附，各两引煎姜。

---

① 蓬术：原作"逢木"，据五香蠲痛丸组成改。

复元通气散

复，返之也；元，元气也。元气复，则通而不滞也。

复元通气散，玄胡木茴香，山甲陈甘草，牵牛用白良。

匀气散

匀，齐也。气有偏胜则病，故用药以匀之也。

匀气散方良，丁檀藿木香，砂仁和白蔻，甘草入盐汤。

流气饮子

气凝则病，言药能和诸气，流行无所滞碍也。

流气饮中归芍芎，青陈甘草半防风，木香枳桔苓乌药，腹子芪□□□□。

集香散

香，性善走，能散滞，通结气，故聚以为丸也。聚香饮子义同。

集香丁木香，香附蔻姜黄，甘草缩砂末，同丸入麝良。聚香饮子方，丁木沉檀香，乳藿桔甘桂，川乌玄索姜。

失笑散

言病忽除，不自知其笑也。

三因失笑散，却用五灵先，醋共蒲黄煮，成膏入水煎。

神砂一粒丹

朱砂外包八石，内含金精，禀气于甲，受气于丙，出胎见壬，结块成庚，增光归戊，阴阳升降，各本其原。有至圣至灵之性，故曰神药。以砂为衣，每服一丸，故名也。

神砂一粒丹，附子郁金完，共碾陈皮末，朱衣醋糊丸。

升降气六一汤

藿香，能上升；香附，能下降。六一者，香附六，而藿香一也。

升降六一方，一停干藿香，香附六停炒，同研点白汤。

抑气汤

抑，抑而下之也，《经》曰：高者抑之，此之谓也。

抑气炒香附，陈皮甘草助，白汤调二钱，气下须无虑。

撞气阿魏丸

撞，击也。气结痞块，痃癖刺痛。阿魏，能击散气块痞积，故用为君，以撞气。

撞气朱衣阿魏圆，生姜四两用盐腌，青陈茴缩椒甘桂，芎芷丁皮蓬术①添。

推②气丸

推，荡也。以大黄、牵牛，推荡大肠之气秘也。

推气大黄陈，牵牛枳实槟，黄芩姜汁丹，丸糊效通神。

皇甫真人一块气

气积结成一块，言方能治之也。以皇甫真人名者，方其所制也。

真人一块气，麦蘖同干漆③，皂角木丁香，青陈槟枳实，丁皮姜大黄，卜子棱莪术，甘草牵牛头，砂仁糊丸毕。

启中丸

启，开也，通也。言能开通脾中之积气、宿食也。

圣惠启中名，牵牛半熟生，青皮煨广戊，半夏醋丸成。

七情饮

能治七情之气为病也。

七情紫苑半团参，百合冬花共细辛，甘草天门胶五味，经霜桑叶杏中仁。

---

① 术：原作"木"，据撞气阿魏丸组成改。
② 推：原作"椎"，据下文方解及方歌改。
③ 漆：原作"添"，据皇甫真人一块气组成改。

引气丸

言用大黄、牵牛、巴豆，引气下行也。

引气五灵安息砂，没牵大戟去油巴，斑蝥白芥牛黄麝，乳糯同丸大若麻。

万和散

极言其调气之功多也。

万和茴卜子，甘桔莪牵芷，桂术蘖姜陈，三棱煨湿纸。

赚气散

赚，错也。气错杂而不合，言用药以和合也。

赚气用三棱，木香莪术承，剉煎同枳术，调气此方能。

三和丸

和三焦之气不和也。

三和枳实木香丁，沉藿牵牛赤茯苓，白蔻蓬莪槟白术，桂苓卜子半陈青。

紫沉通气汤

紫，紫苏；沉，沉香也。气有郁结壅滞者，药能通之。

紫沉通气木沉香，枳壳陈苏赤茯桑，国老门冬荆芥穗，干姜芪薄味槟榔。

诸虚门

大造丸

大造者，天地生成之谓。言药能补损填虚，大生血气，如天地之造就也。

大造河车杜仲参，败龟牛膝地黄生，麦门五味天门檗，酒糊为丸修制精。

补天丸

《内经》云：天不足西北。西北，阴方也。阴有所不足，以此补之。或云：药用紫河车，补天元一气也。

补天龟檗嘉，杜膝紫河车，陈皮丸酒糊，姜味按时加。

交感丹

茯神有阳中之阴，香附血中之气。阴中有阳，阳中有阴，阴阳交感，而气血和，故曰交感。

效验方名交感丹，一斤香附炒令黄，四两茯神同碾末，蜜丸细嚼下陈汤。

天王补心丹

《中南山记》云：宣律师诵经劳心，昆沙门天王献此方也。

天王补心神，酸枣仁柏仁，五味苓同桔，玄丹参并入，麦门冬远志，生地共归身，丸蜜朱砂裹，煎汤竹叶新。

三建汤

附子、川乌、天雄，性燥而悍烈，乃雄健之药也。又陶隐居士云：三种本出建平，故谓之三建。

三建立汤奇，生姜作引资，天雄乌附子，俱炮去脐皮。

十全大补汤

言十药俱全，而能大补诸虚也。

十全大补汤，熟地参苓当，芍桂芎甘草，术芪加枣姜。

无比山药丸

本草云：山药，补虚羸，益气强阴，轻身延年，故云无比。

无比丸中山药戟，苁蓉五味山茱膝，菟丝泽泻茯苓杜，熟地石脂丸炼蜜。

安肾丸

诸虚，因水不足。安肾者，滋益其水也。

安肾桃仁戟蒺藜，苁蓉故纸术乌齐，桂心萆薢同山药，炼蜜为丸温酒赍①。

双和汤

言用黄芪、甘草以和气，当归、川芎②以和血也。

---

① 赍（qí齐）：通"齐"。
② 川芎：原作"用芎"，据文义改。

双和汤芍药，熟地共芎归，甘草参芪桂，枣姜煎莫违。

威喜丸

《抱朴子》云：松脂入地，千年为茯苓，又千年为琥珀，又千年为石胆，又千年为威喜，佩之辟兵，食之令人长生。方独用茯苓，故名威喜也。

威喜茯苓之别名，猪苓同煮去猪苓，蜡溶入末丸如弹，细嚼津吞效有灵。

鹿茸四斤丸

鹿之精力在茸，四斤者，八药各半斤也。

鹿茸四斤圆，杜仲菟丝研，熟地天麻膝，木瓜苁肉全。

人参养荣汤

人参，补气；言养荣者，气盛则血生也。

人参养荣汤，芍桂术陈当，味志苓甘草，参芪熟地黄。

水中金丹

纯阳真人云：个个觅长生，根元不易寻，祖师亲有语，一味水中金。又云：到底根元是何物，分明只是水中金。坎卦，属水中得乾金之爻。人之肾，属水，中藏真阳之精，即根元也。若能保之，可以长生也。

水中金丹黄狗肾（脊力），木乳茴香龙骨祢，茯苓阳起骨碎全，杜仲青盐丸面胜。

九子丸

九，阳数也，以阳而补阳也；子，言茴香、蛇床、车前，皆用子也。

九子肉苁蓉，仙茅茴鹿茸，巴戟蛇床续，车前远志逢。

固阳丹

固守其阳精，而不泄也。

固阳丹子奇，龙骨补骨脂，川乌川楝子，黑附舶茴宜。

玉锁丹

言秘精之固如锁也；玉，美之也。

玉锁固精牢，乌梅芡实高，龙骨莲花蕊，丹成山药膏。

还少丸

还少，返老还童之义也。

还少丸中楮实葛，山茱巴戟味茴香，杜苓远志干山药，枸膝苁蓉熟地黄。

茸珠丸

一名斑龙丸。茸珠，谓鹿角新出之茸似珠也。鹿有角，而斑类龙，故又名斑龙也。歌曰：尾闾不禁沧海竭，丸转还丹都漫①说，惟有斑龙顶上珠，能补玉堂关下血。

斑龙鹿角霜，熟地浸蒸干，柏子和丝子，鹿胶酒煮丸。

斑龙二至丸

夏至一阴生，鹿鲜角；冬至一阳生，麋鲜角。方用二角，取二至之阴阳，以生血气也。

斑龙二至鹿麋霜，天麦门冬生地黄，知母檗皮归白茯，何乌炼蜜酒盐汤。

八仙丸

八，药数也；仙，言饵之可以延年也。

八仙苁木瓜，牛膝附天麻，茸麝当归碾，蜜丸良可嘉。

三②仁五子丸

三仁，谓柏子仁、酸枣仁、薏苡仁也；五子，谓菟丝、五味、枸杞、覆盆、车前子也。

三仁酸枣柏薏苡，五子覆丝车味杞，乳沉苁戟鹿茸归，白茯地黄丸蜜是。

---

① 漫：原作"谩"，《本草纲目·兽部·鹿茸》："时珍曰：按《澹寮方》云：昔西蜀药市中，尝有一道人货斑龙丸，一名茸珠丹。每大醉高歌曰：尾闾不禁沧海竭，九转灵丹都漫说。惟有斑龙顶上珠，能补玉堂关下穴。"今据改。

② 三：原作"二"，据下文方解及方歌改。

未病莲心散

《内经》云：圣人不治已病治未病。

未病莲心散，参芪芷术当，曲苓甘草味，薏苡木丁香，百合干姜杏，葛根山药桑，半莲和扁豆，桔梗枣生姜。

土 丹

脾胃，属土，言药能补之也。

土丹五味杜防苓，百部苁蓉戟柏仁，远志蛇床同枸杞，菟丝山药蜜丸新。

中 丹

脾胃，居中，本草云：黄芪补中，故用之以为君。

简易是中丹，苓芪白茯安，川椒同研末，粟米饭为丸。

小 丹

肾极，在下，故言小补下元也。

小丹钟乳粉，熟地戟天雄，五味蛇床桂，山萸柏子苁，覆盆苓远志，丝子续天冬，泻斛参山药，菖蒲杜仲逢。

黑 丸

乌梅膏为丸，其色黑也。

黑丸见济生，酒蒸鹿茸熟，当归洗去泥，丸煮乌梅肉。

玉关丸

闭固玉①关之精也。

玉关丸五味，柏子菟丝芪，巴戟归沉杜，苁蓉斛膝随，茯神茸远志，附子共砂宜，纳入宣瓜内，蒸膏杵作泥。

秘精丸

龙骨、石脂，涩精而秘藏也。

秘精丸牡蛎，龙骨桑螵贵，韭子白②石脂，丝苓兼五味。

二母汤

二母，知母、贝母也。

二母见知母，甘草胡荽偶，半夏橘红姜，秦艽杏核剖。

敛阳丹

收敛阳气，而固精也。

敛阳钟乳金铃子，茴木沉香附鹿茸，桂蔻骨脂阳起戟，芦巴砂膝其苁蓉。

双补丸

言用当归、地黄以补血，人参、黄芪以补气也。

---

① 玉：原作"王"，据方名玉关丸及方歌改。
② 白：原作"曰"，据秘精丸组成改。

双补归苓熟地黄，参芪薏苡麝沉香，覆盆斛泻茯瓜味，丝子朱砂鹿角霜。

温肾散

肾虚则寒，故温补之也。

温肾川巴戟，茯神甘草膝，麦门熟地茯，杜味干姜匹。

丙丁丸

丙丁属火，补心药也。

丙丁丸性热，乌附沉香烈，益智芍当归，朱衣丸糊歠。

四精丸

言白茯苓、秋石、石莲肉、芡实四者，皆补精之药也。

四精丸肉收，秋石水鸡头，茯苓石莲肉，同蒸枣肉修。

瑞莲丸

方用莲实，用之有奇效，故曰瑞。

骨脂须炒地黄蒸，莲肉还和猪胃烹，枸杞去枝同五味，制全苍术瑞莲名。

人参固本丸

人参，能补五脏，益元气。元气者，身根本也，故曰固本。

固本用人参，门冬两去心，更加生熟地，丸蜜大滋阴。

鸡清丸

以鸡旦清为丸也。

独活共茵陈，同研入谷精，更加用续断，丸引用鸡清。

补中益气汤

言黄芪补中气之虚损，人参益元气之不足也。

补中益气汤，参术升麻当，甘草柴芪橘，东垣滋补方。

双芝丸

道家云：两肾为双芝。益肾之药也。

双芝苁膝麝沉香，茯仲参芄熟地黄，薏味覆盆山药菟，瓜麻芪斛鹿麋霜。

十精丸

十精，言巴戟，天之精；人参，药之精；菊花，日之精；白术，月之精；肉苁蓉，地之精；五加皮，草之精；石斛，山之精；柏子仁，木之精；菟丝子，人之精，鹿茸，血之精也。

十精天戟地苁蓉，日菊人丝血鹿茸，月术草加山石斛，药参木柏蜜丸供。

又方

十精远志茯青盐，故纸山茱归膝兼，益智石菖丝子末，丸和面糊豕腰添。

地仙散

《参同契》云：地仙，不离乎地，服饵金石草木，迁居于山，可延年驻世。名之者，祛病益寿也。《日华子》云：地仙苗，即枸杞也。因用其根，故名地仙。

地骨名仙散，参防甘薄荷，生姜淡竹叶，退热起沉疴。

水芝丸

水芝，莲花也。

丸名号水芝，莲实须去皮，酒浸烹猪胃，烘干酒下宜。

心肾丸

心属火，火降，则血流通；肾属水，水升，则生津液。

心肾丸中熟地舂，黄芪山药远苁蓉，菟丝五味归龙骨，牛膝参苓附鹿茸。

天真丸

天真，精气也，人赖精气以生，故谓之曰年。言药能补之，以延天年也。

天真用肉苁，山药归天冬，羊肉包前药，麻缠煮酒浓。

灵芝丸

王充《论衡》云：芝，生于土。土气和，故灵芝生。

方用苍术，以和脾土，故称灵芝也。

灵芝苍术用茅山，计日依方浸米泔，干晒去皮舂木臼，和蒸枣肉作丸啖。

抱婆丸

言光人阳虚而衰，用药补之，则精盛而可以近女色也。

抱婆泔浸茅山苍，附子川乌南木香，同研天麻丸酒糊，轻腰健骨更坚阳。

既济丸

升水降火之谓也。

既济鹿茸君，苁蓉附茯神，酸仁和枸杞，熟地共归身，山药川牛膝，沉香柏子仁，远志同甘煮，为丸枣肉新。

老奴丸

因老奴服之有效而名耳，事出《奇效良方》。

老奴沉木母丁蜘，萆薢澄茄补骨脂，韭茯蛇床丝子蝎，木通杜蝎①远灵脾，灯心马蔺桑螵漆，巴戟苁归熟地随，龙骨山茱合桃肉，大茴车子紫稍宜。

延生护宝丹

人有三宝，血、气、精是也，护之则可以长生，损之

---

① 蝎（zhú 竹）：蝎蝓，即蜘蛛。

则致夭札①。

延生护宝菟丝苁，龙骨桑螵韭鹿茸，木乳麝丁莲实蕊，芦巴床子晚蛾②从。

真人换白丸

言药能转白发为黑也。

真人换白荜澄茄，苣胜旋花甘菊花，桂膝茯苓莲毕草，覆盆白芷蜜丸嘉。

驻春丹

言药能驻其容颜，而常春也。

驻春白面茯苓研，先取椒参盐共煎，却拌面苓如臂大，火烧令熟服延年。

应验打老儿丸

薛公出使经泥川，见妇人打一老者，怪而诘之，曰：妾之子也。曰：汝年几何？曰：百六十有七岁矣。夫妇垂老而无子，向得异人授以药方，服之期年，而生此子也。薛讶之，既而曰：方得闻乎？妇遂授之。

打老儿丸玄又玄，薛公事迹更茫然，温凉寒热般般有，用捡原方不尽编。

---

① 札：疫病，也指遭瘟疫死亡。《周礼》："大札则不举。"《列子》："土气和，亡札厉。"

② 晚蛾：原作"晚娥"，据延生护宝丹组成改。

三仙丸

歌曰：一乌二术三茴香，久服令人寿命长，空心温酒盐汤下，谁知世上有仙方。又云：苍术名仙术，故言仙也。

丸子号三仙，川乌炒去盐，茴香制苍术，酒煮糊丸粘。

牻髓①（髓力）全阳膏

用牻髓和药，以其精气全，而能补也。

牻髓全阳奇效膏，牻牛开洗用捋毛，芪陈姜桂椒甘草，盐酒同锅火慢熬。

三才丸

三才，天、地、人也。方有天冬、地黄、人参，故名也。

三才天地人，门冬生地参，和丸蒸枣肉，补血更滋阴。

大金液丹

言硫黄火炼其液如金也。

金液硫黄共鹿茸，川乌附子配天雄，鹿霜牛膝苁蓉肉，鹿角胶丸救急功。

---

① 髓：原作"體"，据下文方解及方歌改。

太乙丹

萧吉《五行大义》云：乙宫其神，太乙其星，天逢其卦坎，其行水。名之者，言其药能固肾水也。《灵枢经》曰：太乙者，水之尊号也。

太乙莲花蕊，鸡头龙覆盆，蒺藜煎入蜜，千杵作丸吞。

虎潜丸

修真云：不学道者，龙常出于水，龙飞而乘轻；虎常出于火，虎走而舒枯①。虎潜者，伏火而滋阴也。一云：方用虎胫骨。虎者，阴也，虎啸则风生；风者，阳也。以其骨能追风定痛，此阴出阳藏之义也。况虎一身斤节力气，皆出前足胫，中以其性气藏焉，所以名虎潜也。

虎潜胫骨芍参当，枸膝芪龟熟地黄，杜味菟丝山药檗，骨脂同研锁阳将。

仙传草还丹

此翊圣真君降授张真人之方，故谓之仙传。非金非石，惟草药饵。

仙传草还丹，远志骨脂菖，熟地和牛膝，骨皮丸糊良。

---

① 修真云……虎走而舒枯：此27字明·张岱《夜航船·卷十四·九流部》："不学道者，龙常出于水，离飞而乘轻，虎常出于火，虎走而铅枯。"

六和丸

六，药之数；和，和血气也。

六和熟地补骨脂，丝子同将酒浸齐，九曝九①蒸加白茯，胡桃山药捣如泥。

天一丸

天一生水，补肾药也。

天一丸中五味知，茯苓参檗地黄归，芪连天麦门冬共，山药同丸砂作衣。

痨瘵门

太上混元丹

太上，先天之谓；混元，混沌之始；胎未成形，而胞生焉，名曰混沌皮。药用紫河车，取混元之真气，以补痨损也。

太上混元丹，乳沉安息香，参朱苁白茯，初产紫河良。

神授散

神人所授之方也。

神授三因散，川椒择口开，炒之令汗出，为末米汤催。

---

① 九：原作"丸"，据文义改。

将军丸

将军，大黄之号，言其力猛如将军也。

将军是大黄，管仲麝槟榔，鳖甲雷芜皂，桃仁安息香。

清骨散

清去①骨蒸之热也。

清骨用柴胡，芜防生地俱，胡连参熟地，赤茯并鸡苏。

十灰散

以十药烧灰，治呕血也。血色红，以黑止之，水克火也。

十灰茅茜栀，二蓟牡棕皮，侧柏同荷叶，大黄藕墨随。

太平丸

病去身安，如太平也。

太平二母二门当，二地冬花墨麝香，薄桔连胶敲杏核，蒲黄丸和白蜂糖。

白凤膏

用白凤头鸭为之，故名也。

凤膏平胃散参苓，白鸭先创血酒吞，药末尽装空枣实，枣填鸭肚酒同燔。

---

① 去：原作"云"，据文义改。

愚鲁汤

柴也愚，参也鲁。药用柴胡、人参，假以名方，借言以戏之耳。

柴胡柴也愚，人参参也鲁，姜枣引同煎，汤灵通孔父。

绿云丸

用铜绿和丸，色如绿云也。

绿云用铜绿，槟榔附南木，硇砂舶上硫，酒糊为丸服。

玉龙膏

言药色如玉也；龙，亦通灵之义。

玉龙亦茯虎头当，生地朱蒿鳖豉榔，地骨柴参苁蛎术，木香梅枳杏仁良。

小品汤

药有三品，此言其小也。

小品芍参芪，茯苓同桂皮，当归甘草半，姜枣共煎宜。

离珠丹

离为火，离珠，火珠也。药以朱砂为衣，而形类之。火性热，珠体圆而走下，因以治下焦之虚寒，故名也。

离珠巴戟薜，杜缩胡桃仁，故纸诃龙骨，朱砂衣裹新。

冷汤饮

沉香、附子，辛热之药，露一宿而冷饮，热因寒用也。

诸劳寒热冷，附子沉香等，同煎露一霄，故名冷汤饮。

琼玉膏

《山海经》云：密山之上，丹水出焉，其中多白玉，是为玉膏。其源沸汤，其味乃香，君子服之，以御不祥①。言药功效相类，色味相同，故名之也。

琼玉生黄汁，参苓术入糖，贮瓶桑木煮，沉井作膏良。

五蒸汤

五蒸，五脏之蒸也。一，心蒸血脉；二，肝蒸筋甲；三，脾蒸肌肉；四，肺蒸皮毛；五，肾蒸骨髓。言药能通治五脏之蒸热。

五蒸生地参，知母葛根芩，竹叶苓甘草，石膏粳米心。

---

① 密山之上……以御不祥：此33字《山海经》作"密山之上，丹水出焉，其中多玉膏，其源沸汤，黄帝是食。玉膏之所出，玉色乃清，五味乃馨，坚栗精密，泽而有光，五色发作，以和柔刚，天地鬼神是食是飨，君子服之，以御不祥。"

子灵散

心神丹元字子灵[1]。

子灵白茯先，桔梗芍丁肩，诃子羌甘草，银环葱白煎。

含明散

肝神龙烟字含明。

含明参石膏，知母炒秦芃，茯苓甘草末，葱白共煎胶。

魂停散

脾神常在字魂停。

魂停白药参，甘草桔苓丁，共碾诃皮末，同煎入蜜馨。

虚成散

肺神皓华字虚成。

虚成枳茯当，甘草芍麻黄，胡索茴芃末，银环点蜜汤。

育婴散

肾神玄冥字育婴。上五散，治五脏之蒸，因五脏神之名而名之也。

育婴附木香，香附茯苓良，白蒺同甘草，葱煎更入姜。

---

① 心神丹元字子灵：《黄庭经》："心神丹元字守灵。"

再生丹

再生，犹死而复生也。

再生丹用两茴香，山甲沉香并木香，通草红花灯草蝎，木①通甘草共槟榔。

神效太乙丹

陈藏器云：太乙，道之宗源。太，大也，道也，大道之师即理化。神君，禹之师也，师常服余粮，故有太乙之名。方用禹余粮，故名之也。

神效太乙丹，醋淬禹余粮，水浸乌头焙，同丸醋糊香。

头痛门

九龙丸

九，阳数，乾元用九，元，首也，其象为龙。故曰：九龙头为诸阳之首。以阳治阳，从其类也。

九龙半夏星，芎蝎石膏辛，白芷川乌末，为丸韭汁新。

天香散

天，天南星；香，香白芷也。

天香散更虚，半夏共南星，白芷川乌等，同煎姜汁馨。

---

① 木：原作"水"，据再生丹组成改。

清空膏

空，虚也。天体清虚，故谓天曰空。人首在上，天之象也。言药能清头昏痛，故曰清空。

清空膏用芎，甘草共防风，芩活柴连末，茶调最有功。

飞虎散

《外台秘要》：虎，书有三十六种，飞虎其一也。飞虎，能咥①人头。人之头痛似之，故假以名方也。

飞虎天麻芷，芎防白附子，荆芥两头尖，苍膏茶拌美。

都梁丸

都梁，山名，在泗州。昔有头痛者，于都梁遇医，授以此药，服之即已，因名焉。但白芷一味耳。

百选都梁方，药惟香白芷，法制独研霜，蜜丸如弹子。

清震汤

震为雷，言头风如雷震，故欲清之也。又名升苍荷叶散，药用升麻、苍术、荷叶，故名。

清震治头方，升麻术用苍，更烧荷叶末，药熟共调汤。

---

① 咥（dié 叠）：咬，啮。咬。《集韵》："或作啑。"《玉篇》："大结切。"《易·履·六三爻辞》："履虎尾，咥人。"明·倪元璐《袁节寰大司马像赞》："足履虎不咥，身恃之长城。"

眩晕门

三五七散

方用天雄、细辛三两，干姜、山茱萸五两，山药、防风七两，故名之。

三五七散细雄三，干姜山茱五两摊，山药防风同七两，方因数目立名安。

渫白丸

渫，不停污也。以白面和药为丸，沸汤煮浮，漉去浊水而用也。

渫白半星硫，盆硝附子傅，玄精丸白面，更煮俟丸浮。

玉液汤

半夏煎汤，如玉液也。

方名玉液汤，半夏泡之良，剉煎姜作引，去滓入沉香。

仙术芎散

苍术，一名仙术；芎，川芎也。

仙术芎加菊大黄，石膏滑石薄荆当，砂仁甘草连翘桔，芩芍栀防共藿香。

六合汤

四物加羌活、秦艽是也。诸风掉眩属肝木，肝主血，故用四物汤以治血，而羌活、秦艽，佐以定风眩也。

熟地芍芎当，元为四物汤，秦艽羌活入，六合再名方。

心痛门

九痛丸

一虫痛，二疰痛，三风痛，四悸痛，五食痛，六饮痛，七冷痛，八热痛，九来去痛。病凡九种，言药皆可治也。

九痛炮干姜，吴茱巴豆霜，人参狼毒附，丸蜜绝伦方。

妙香散

木香和气，麝香通气。《经》曰：痛则不通，通则不痛。香之功也，佛经有妙香，故取名之。

妙香木麝名，甘桔茯苓神，山茱参芪远，辰砂酒拌匀。

降心丹

心属火，心肾不交，则为火痛，火降则水升也。

降心熟地黄，天麦茯神当，远志参山药，苓砂肉桂良。

平补镇心丹

言药不燥不热，平和之剂，以补心血，而安镇之也。

平补镇心苓茯神，车前熟地酸枣仁，二门远味人参桂，龙齿朱砂山药亲。

宁志膏

痛则心志不宁。方用朱砂安神定志，以止痛也。

宁志酸枣仁，朱砂共乳参，蜜丸如弹子，温酒服空心。

十四友丸

十四，举药数也。同志为友，言药之性和同，故曰友。

十四友丸归石英，阿胶远志茯苓神，柏仁龙齿参芪桂，熟地辰砂酸枣仁。

是斋双补丸

用菟丝子以补精，熟地黄以补血也。是斋，制方之号。一云：二药俱补心血也。

是斋双补丸，熟地菟丝斑，补血损精药，吞汤称病颁。

引神归舍丹

心痛，则神不守舍，故引而归之。

引神归舍丹，砂附共天南，丸糊猪心血，汤煎萱草堪。

归脾汤

脾，藏意典智。思虑过度则伤脾，而为健忘、怔忡之病，故治之，使复归脾也。

归脾龙眼肉，白术茯神参，甘草黄芪炙，木香酸枣心。

三皮汤

青皮、陈皮、桂皮也。

圣惠三皮汤，青陈桂共良，先煎青者沸，次①下桂陈强。

二姜丸

干姜、良姜也。

和剂二姜丸，干姜共良姜，糊丸梧子大，食后橘皮汤。

五辛汤

五辛，细辛、蜀椒、桂心、干姜、吴茱萸也。其性俱辛热，故用之以治冷痛也。

五辛椒干姜，吴茱细桂当，梅参生地枣，甘草芍栀防。

胁腰门

抑青丸

胁痛有三死，血痛、肝火痛、木实痛。病属肝，抑青

---

① 次：原作"欠"，据文义改。

者，泻肝火也。

丸号抑青名，黄连用半斤，末丸蒸饼糊，服此泻肝经。

当归拈痛汤

当归，和气血之药也，使气当归气，血当归血，故曰当归。血气各有攸归，则经络流通而痛止，如手拈去也。

当归拈痛茯猪苓，羌葛升麻人苦参，甘草防风苍白术，茵陈知母泻黄芩。

百倍丸

百倍，牛膝之别名也。言补腰肾，有百倍之功。

百倍名牛膝，骨脂骨碎苁，虎龟和木鳖，乳没自然铜。

气针丸

言气痛如针刺也。

气针槟木香，青陈等大黄，黑牵半生炒，丸蜜下姜汤。

复春①丸

方用黑附子回阳，故曰复春也。

复春没附甜瓜子，戟薢芦巴乳木香，虎骨骨脂和骨碎，胡桃杜膝木通榔。

---

① 春：原作"金"，据下文方解及方歌改。

舒经汤

血虚不能养经，则经络挛缩，故养血以舒经也。

舒经片姜黄，赤芍海桐羌，当归甘白术，姜引共沉香。

地龙散

蚯①蚓，一名地龙。

地龙散内珍，羌独活桃仁，柏桂当甘草，麻黄苏木邻。

补骨脂丸

一名破故纸。言有补髓之效也。

方名补骨脂，酒浸和麸炒，烂捣杏桃仁，调匀同糊搅。

青娥丸

东坡诗云：十年辛苦走边隅，造化工夫信不虚，夺得风光归掌上，青娥莫笑白髭须。

青娥丸杜仲，故纸生姜烘，烂碾胡桃仁，蜜丸盐酒送。

煨肾散

以猪肾、杜仲末煨而食之，以肾补肾气，假气于同类也。

---

① 蚯：原作"丘"，据中药"蚯蚓"改。

脚气门

五兽三匦丹

鹿茸、麒麟竭、虎胫骨、牛膝、狗脊，五兽也。大附子，剜空，以纳朱砂；又剜宣木瓜，以纳附子；共纳入银罐中蒸之，故曰三匦也。

五兽虎麒牛鹿狗，三匦辰朱附木瓜，胫竭膝茸同脊末，瓜藏附子附藏砂。

四斤丸

用木瓜、天麻、牛膝、苁蓉，各一斤也。

四斤称四味，苁膝木瓜麻，浸干加虎附，酒打糊丸嘉。

活络丹

使经络活动，而不拘急也。

活络丹南星，川乌乳没停，草乌地龙碾，丸糊效通灵。

乌药平气汤

乌药，顺气，能平气之不平也。

乌药平气汤，甘草茯神当，芷术芎苏味，参风引枣姜。

潜行散

潜行，水底行也。脚气之病，下部有湿，故云潜行也。

一味潜行散，精研酒檗皮，若逢诸脚气，调入药汤医。

二妙散

脚气，由夫湿热，方用黄檗以降火，苍术以除湿，故曰二妙也。

二妙散何物，黄檗同苍术，沸汤姜汁调，加药分虚实。

胜骏丸

骏，良马也。言服此丸，则步之能走，胜于骏也。

胜骏天麻没附羌，木瓜酸枣蝎甘防，膝归熟地膏生地，乳麝同丸多木香。

四蒸木瓜丸

用木瓜四枚，剜之中空，内药末，蒸熟而研为膏也。

四蒸木瓜圆，乌药茯神先，苍术威灵并，黄芪续断联，橘皮葶苈苦，八药四瓜填，蒸烂为丸子，奇方正世传。

思仙续断丸

杜仲，一名思仙。方用杜仲、续断为君，故名也。

思仙续断圆，续断薏思仙，生地防草薢，加皮羌膝全。

通真丸

真，气也。方有牵牛，能通气秘也。

通真破故纸，萆薢黑牵牛，淮乌炒巴豆，去豆糊丸修。

加减地仙丹

地，地龙；仙，威灵仙也。一云：脚疾瘆，则步履轻健，如地行仙也。

地仙丹天仙灵仙，木瓜鳖五灵五加，胶乌药黑豆赤豆，苍地龙川乌川椒。

黑虎丹

黑，黑小豆；虎，虎胫骨也。

黑虎归槟膝蒺藜，附乌黑豆杜苓芪，桂羌熟地苍乌药，虎骨加皮芍术随。

羌活导滞汤

风寒客于经络而作痛，湿热滞于内而为肿。故用羌活、大黄，以导之也。

羌活导滞汤，当归酒大黄，枳羌和独活，风散更通肠。

半夏左经汤

风寒湿合，而为肿、为痛、为痹。湿动而痰生焉，故用半夏去湿痰，以佐经络也。

半夏左经汤，麦门柴葛防，桂苓芩小草，甘术细辛姜。

黄疸门

谷疸丸

疸证有五，一曰黄汗，二曰黄疸，三曰谷疸，四曰酒疸，五曰女劳疸也。谷疸者，食毕即头眩，心中怫郁，而遍体发黄。由脾胃有热，饮食所伤，胃气裹蒸之致。方能专治之也。

谷疸苦参先，同龙胆草研，末和牛胆汁，加蜜共为丸。

一清饮

天得一以清也。一云：诸热能一，一而清之也。

一清饮子中，甘草柴苓芎，桑皮煎姜枣，除黄却有功。

小半夏汤

言小者，半夏□味也。

半夏小名汤，方惟治疸黄，只咀半夏片，煎饮用生姜。

紫金丸

方有紫金皮也。

丸用紫金皮，青陈棱朴随，针砂香附子，苍术缩砂宜。

热淋门

五淋散

淋症有五，气、石、血、膏、劳是也。方为五淋通治之药，故名焉。或云：五药治热淋也。

五淋赤茯苓，赤芍山栀心，甘草当归等，同煎立止淋。

八正散

言八药能正膀胱之水道也。

八正栀甘草，车前滑大黄，木通瞿萹蓄，灯草共煎良。

导赤散

言导引出膀胱之蕴热，而清水道之赤涩也。

导赤干生地，木通甘草类，竹叶入同煎，淋清水道利。

火府丹

火府，属离宫。言治心经热，而小便赤也。

火府属离宫，心蒸小便红，地黄芩炼蜜，分利木通功。

清心莲子饮

清心降火，功在莲子，特名之也。

清心莲子饮，莲肉芩芪圣，地骨麦参苓，甘草车前并。

瞑眩膏

瞑眩，愦乱之貌。书曰：若药不瞑眩，厥疾不瘳。

诸淋瞑眩膏，萝卜蜂蜜炙，蜜尽萝卜干，嚼用盐煎液。

消渴门

加减肾气丸

肾气不足，则水不能升，故火炎而作渴。加减，增损也。人病虽同，而老少、虚实、寒热则异，故方随变而应也。

加减肾气济生方，山药山茱熟地黄，桂味牡丹和鹿角，茯苓泽泻共沉香。

黄芪六一汤

用黄芪六、而甘草一也。黄芪止渴生津，故用以为君也。

甘草一两炙，六两芪涂蜜，引子枣一枚，汤名成六一。

六神汤

六，枇杷叶、瓜蒌根、干葛、莲房、甘草、黄芪也。药能治三消，故神之也。

三因六神汤，枇杷花粉良，黄芪甘草等，干葛并莲房。

五豆汤

五豆，赤、绿、黑、青、黄也。豆入肾，生津液而止渴也。

德生五豆汤，赤绿黑青黄，贯众葛甘草，锅熬惟用浆。

玉泉丸

津液为玉泉，言药能生津液，以解烦渴也。《黄庭经》云：玉泉清水灌灵根，子若修之命长长①。蒯京常漱玉泉，年百二十岁，动作不衰。或云：消渴之疾，服之如玉泉之美也。本草有玉泉，苏恭云：乃玉之泉液也。以仙室池中者为上，以法化为泉者②，其功劣于自然泉液也。

玉③泉甘草参，苓葛萎根伴，芪麦共乌梅，蜜调丸若弹。

澄源丹

肺金，为生水之源，故澄其肺，以滋肾水，而生津液也。

澄源知母密佗僧，天粉丹参牡蛎增，蜡制水银猪肚裹，为丸同切栝蒌蒸。

珍珠粉丸

方用蛤粉，蛤生珍珠，因名之也。又云：丸形圆白，

① 子若修之命长长：《黄庭经》作"子若修之命长存。"
② 以法化为泉者：宋·苏颂《本草图经·玉石上品卷第一》作"其以法化为玉浆者"。
③ 玉：原作"五"，据玉泉散方名及方解改。

如珍珠也。

珍珠粉丸子，真蛤粉一斤，新瓦炒黄檗，同丸效更殷。

三和甘露饮

和三焦之渴，饮之如甘露也。

三和甘露饮，甘草茯猪苓，滑石膏知母，人参术泻停。

上消丸

上消肺热，中消胃热，下消肾热。药通治之，故名也。

上渴三消丸，黄连一味单，冬瓜自然汁，和饼七遭干。

梅花聚香汤

梅，乌梅；花，天花粉；聚香者，以檀香和诸药而用之也。又名斩龙劊子手，言药止渴而断水也。

梅花聚香汤，瓜蒌根实檀，枇杷参味葛，梅肉麦芪完。

白浊门

益志汤

益心志，非药名也。盖肾为藏精之府，而听命于心。水火贵乎升降，否则为疾。肾藏志，虚则失志。言补肾以益志，则浊自愈矣。

益志用防风，山茱膝鹿茸，地黄甘芍戟，附桂枸苁蓉。

安中散

胃中浊气，渗入膀胱则为浊。言药用以安其中，则自无渗入之患矣。

安中山药苁，龙骨戟苓同，蛇床丝熟地，味远续天雄。

茯菟丸

茯苓、菟丝子也。

茯菟菟丝茯，更加石莲肉，同研酒糊丸，盐水空心服。

萆薢分清饮

萆薢，治阴痿失溺，分利膀胱之浊也。

萆薢分清饮，菖蒲益智仁，茯苓甘草并，乌药入盐匀。

五子丸

五子，谓菟丝、韭菜、益智、茴香、蛇床子也。

丸名为五子，韭子蛇床子，益智菟丝茴，大若梧桐子。

莲子六一汤

莲子六两，甘草一两也。

六一汤石莲六两，炙甘草一两同研，为细末二钱一服，灯心汤送下为先。

子午丸

子时一阳生，主气，午时一阴生，主①血。方名子午，取其能生气血也。又云：子，肾水；午，心火。升水而降火也。

子午先椊子，莲肉巴戟杞，赤苓楮实心，杜蛎莲花蕊，琥珀白苓龙，芡实文蛤纸，苁蓉蒸饼膏，丸裹朱砂美。

三白丸

龙骨、牡蛎、鹿角霜之色也。

三白白龙骨，牡蛎鹿角霜，各制同研不，丸和曲糊强。

水陆二仙丹

芡实，生于水；金樱，生于地，故名也。仙者，赞之之辞。

水陆二仙丹，鸡头子晒干，金樱膏用煮，乘热伴为丸。

香苓散

妙香散、五苓散，合而为一，复方之制也。上二方，但见前。

---

① 主：原脱，据文义补。

水肿门

十水丸

一青水，二赤水，三黄水，四白水，五黑水，六玄水，七风水，八石水，九里水，十气水。言方能治十时之水，故名焉。或云：十药，善治水肿也。

十水白①牵羌，甜葶泻石菖，猪苓椒远蔻，大戟糊丸良。

无碍丸

淤沙壅阻，川会之碍也；三阴闭结，经络之塞也。无碍者，言通利经络，令水行，而无所室碍也。

无碍木香槟，三棱郁李仁，腹皮蓬术碾，麦糵糊丸新。

煨肾散

以甘遂、木香等等，木入猪腰内，煨而食之，以泄水肿也。

奇方煨肾散，甘遂木香裁，内末猪腰里，荷包醮湿煨。

鸭头丸

以鸭头血为丸，言鸭能利水而血凉，故名之也。

---

① 白：原作"曰"，据十水丸组成改。

鸭头丸子灵，防己并甜葶，共碾猪苓末，同丸鸭血腥。

香苏散

香，言紫苏之气香也。与伤寒门香苏散不同。

香苏配木通，防己共陈红，更有香苏散，名同药不同。

牛榔丸

牛，牵牛；榔，槟榔也。

槟榔黑白牵，枳壳炒麸研，丸号牛榔美，汤煎商陆贤。

分气补心汤

分气，分开郁结之气，以补心也。心气充则火，肝火旺，则能生土而制水也。

分气补心汤木通，腹皮枳壳术辛芎，木香香附苓甘草，青桔前胡姜枣同。

香枣丸

以苦丁香为末，枣肉为丸也。

香用苦丁香，枣须蒸枣肉，二者共为丸，仍煎枣汤服。

舟车丸

山川险阻，则地势不能达；三阴闭结，则经络不能通。舟以通水，车以达陆。言药能通经络而治水，故云舟车。

舟车用水丸，芫戟青陈将，甘遂牵牛末，大黄和木香。

半边散

药用半边土狗，欲消左，则服左之半；欲消右，则服右之半也。

半边消水肿，戟遂大黄群，醋浸芫花焙，葱烘土狗分。

榻胀丸

榻，消也。

榻胀水丸方，陈皮倍木香，赤豆和商陆，仍吞赤豆汤。

疏凿饮子

言如凿山浚川，以通水也。

疏凿饮子羌商陆，槟艽泽泻花椒目，赤豆苓皮大腹皮，木通姜片同煎服。

浚川散

禹浚百川，以通水道。言药能通经络之壅塞，以消水肿，如浚川也。

浚川郁李投，甘遂黑牵牛，共碾硝黄末，姜汤水自流。

五皮散

方有姜皮、桑皮、腹皮、陈皮、茯苓皮也。用皮者，取其消皮肤之肿也。

散名为五皮，桑橘茯苓依，大腹生姜共，煎吞肿若挥。

水盆散

方用土狗、轻粉为末，搐鼻内，则黄水从鼻中出。曰水盆者，言药之效，能令黄水出，而注之于盆也。

水盆土狗一，更将轻粉匹，同研搐鼻中，黄水从中出。

实脾散

脾实则土旺，而水有制也。

实脾瓜木香，术朴腹皮姜，草果苓甘草，枣姜为引良。

胀满门

中满分消汤

中满，脾胀也。言用猪苓、泽泻以分水，枳实、厚朴以消胀也。

中满分消汤，芪参典木香，青皮连草蔻，白茯共麻黄，益志柴胡檗，澄茄泽泻当，吴茱升半夏，乌朴生干姜。

沉香交泰丸

气否满而为胀，沉香能散滞气，上至天，下至泉，无所不到。言使阴阳升降，而气通泰，则胀自消也。

沉香交泰丸，术泻橘青当，枳实吴茱朴，大黄苓木香。

广茂溃坚汤

广茂，蓬术也。力能破坚消积，以消痞胀也。

广茂溃坚干葛青，芩连甘草朴升陈，红花草蔻吴茱曲，半泻柴归益志仁。

鸡矢①醴

矢，古屎字；醴，酒之甘而淡者也。言用鸡矢渍酒而饮也。

方名鸡矢醴，五合白鸡矢，以酒渍七朝，服时临睡美。

四炒丸

方用枳壳四两，一同苍术，一同茴香，一同萝卜子，一同干漆而炒之也。

四炒糊丸方，枳壳分四厢，两炒苍萝卜，两炒漆茴香。

平肝饮子

平肝木之旺，益脾土之虚，则不相克而胀消矣。

平肝赤芍芎，枳壳倍防风，参桂归甘草，木香槟橘红。

---

① 矢：原作"天"，据方解及歌诀改。

撞关饮子

关格不通，气不升降而为膜胀。言用药以冲开关格，使气通而胀除也。

撞关饮子名，香附缩砂仁，乌药棱甘草，丁沉白蔻邻。

尊重丸

尊重，尊贵其药之有效也。

尊重丁沉木白丁，枳葶通滑蔻椒参，槟苓卜子青陈蝎，郁李车前芷海金。

积聚门

五积丸

肺为息贲，心为伏梁，脾为痞气，肝为肥气，肾为奔豚，此五积也。方能加减而通治之也。

五积朴苓连，川乌巴豆兼，参姜丸炼蜜，加减按经添。

温白丸

白，西方之色，属金。金性寒，寒气袭而成积。言药能温寒气，以消疾也。

温白参苓椒厚朴，川乌巴豆皮心剥，吴茱柴桂桔干姜，紫苑菖蒲连皂角。

胜红丸

言药之功，过于剪红丸也。

简易胜红传，棱莪同醋煎，青陈香附子，醋糊两姜圆。

化铁丹

言药之功，铁亦可消，况痞块乎？

化铁丹中半杏仁，三棱莪术共青陈，莎根巴豆研霜制，丁蔻良姜醋糊匀。

退黄丸

食积发黄，言药能去积而退黄也。

退黄平胃散，加入炒针沙，更投香附末，醋糊作丸嘉。

软金丸

金性至坚，言药之功亦能软之也。

软金轻粉硇，巴豆共斑蝥，干漆当归粉，同丸枣研胶。

感应丸

言功效如神，感之即应也。

感应炮干姜，丁香南木香，杏仁巴豆蔻，蜡共草霜良。

丁香烂饭丸

丁香，温胃消积，用蒸饼浸烂为丸。凡面食为之面饭，故曰饭也。

丁香烂饭木香棱，莪术甘松益智仁，甘草丁皮香附子，砂仁消食效如神。

备急丹

言预修合，以备急用也。

备急大黄良，干姜巴豆霜，蜜丸豌豆大，消滞是良方。

醉乡宝屑

屑，药末也，能消酒毒，故宝之也。

醉乡宝屑方，平胃加丁香，麦檗砂仁曲，同煎盐枣姜。

五百丸

方用丁香、砂仁、胡椒、巴豆、乌梅，五药各百枚，合而为五百也。

方名五百百胡椒，百个乌梅百缩砂，巴豆丁香俱百粒，同研为末饼丸嘉。

保和丸

言保养元气，调和脾胃，以去食积也。

保和山楂肉，半夏茯苓面，卜子陈连翘，研末同丸粥。

见睍丸

睍，日气也。诗曰：雨雪瀌瀌①，见睍曰消。言药之

---

① 瀌瀌（biāo biāo 标标）：雨或雪盛大貌。南朝·梁·刘勰《文心雕龙·物色》："杲杲为出日之容，瀌瀌拟雨雪之状。"《周书·刘璠传》："绥绥兮飒飒，瀌瀌兮淢淢。"

消积，如雪之见日也。

见睍玄胡黑箭羽，石英泽泻桃仁辅，大黄水蛭桂心棱，槟竭木香炮附主。

晞露丸

晞，干也。言露待日而晞，如病见药而散也。

晞露丸和面糊姜，青乌雄麝小茴香，棱莪醋浸同巴炒，硇漆穿山轻粉霜。

北亭丸

北亭，地名也，硇砂出此亭者为上。方用硇砂，故名北亭。

硇砂元是北亭生，甘草芎归附桂陈，五味胡椒姜厚朴，青盐阿魏术砂仁。

卷之四

自汗门

当归六黄汤

汗为心液，心热则汗。方用当归以养心血，芪、檗、芩、连、生熟地以凉血热也。

当归六黄汤，黄芩黄檗当，黄连生熟地，加倍用芪良。

麦煎散

浮小麦而煎服，能止汗也。

麦煎用麦煎，干漆茯乌川，鳖甲芄柴葛，人参又用玄。

四白散

方用白茯苓、白扁豆、白术、白豆蔻也。

四白术蔻扁豆苓，黄芪益智芍檀沉，藿香乌药同甘草，厚朴陈皮半夏参。

玉屏风散

屏风，防风之别名；玉，美之也。言防风能御风，如屏障也。

玉屏风散即防风，蜜炙黄芪分两从，白术倍加兼二味，七钱一服水煎浓。

健忘门

寿星丸

南有极星曰老人，主寿昌，故曰寿星。方有天南星，假而名之也。

寿星天南星，琥珀丹砂停，姜汁同丸糊，参汤下更灵。

朱雀丸

朱雀，南方火神，属心。心，主血，血耗而为健忘。言用药以补心也。

朱雀治心经，主方多茯神，半两沉香使，为丸拌蜜匀。

二丹丸

方用丹砂、丹参也。

二丹苓熟地，天麦二参砂，远志同甘草，研丸炼蜜嘉。

朱砂安神丸

朱砂，有安神定志之功也。

朱砂安神圆，甘草共黄连，生芐①当归末，为丸蒸饼鲜。

蕊朱丸

蕊，靛花蕊；朱，朱砂也。

方制蕊朱丸，靛花先曝干，次入猪心血，朱砂研其团。

读书丸

《抱朴子》云：陵阳子仲，服远志二十年，年七十读书不忘，故名之也。

读书丸下健忘除，远志生黄五味俱，酒浸菟丝芎等分，多加地骨石菖蒲。

癫痫门

五痫丸

一马痫，二羊痫，三鸡痫，四猪痫，五牛痫。言药皆能治之也。

五痫全蝎麝乌蛇，星半雄黄皂角砂，白附蜈蚣蚕用炒，熬矾姜糊共丸嘉。

---

① 芐（hù 护）：即地黄。《集韵》："后五切"。《说文》："地黄也。"《韵会》引《尔雅翼》云："地黄生者，以水试之，浮者名天黄，半沈半浮者人黄，沈者地黄。芐字从下，亦趋下之义。"

六珍丹

珍，宝也。方用雌黄、雄黄、黑锡、水银、朱砂、珍珠也。又《千金方》名雌雄丸，言雌黄、雄黄也。

方制六珍丹，珍珠用末钻，雌雄黄黑锡，砂蜜水银丸。

控涎丹

控，引也；涎，痰涎也。

控涎甘遂戟，芥子须寻白，丸糊淡汤吞，消痰随利膈。

别离散

心风为病，男梦见女，女梦见男。言药去邪，使不复见，故云别离。

别离术去芦，雄附桂茵芋，桑寄干姜茜，细辛同石蒲。

遂心丹

遂，甘遂为末；心，猪心血为丸也。

疝气门

茱萸内消丸

气血逆而为肿、为痛、为疝。茱萸，气温，味辛苦，下焦寒湿疝气，非此不能消也。

茱萸内消三样茱，海藻青乌枳蒺藜，川楝桃仁玄索桂，木香大腹共陈皮。

天台乌药散

乌药，惟天台山所产者良，故名也。

天台乌药散名方，茴术青槟姜用良，巴豆麸和川楝炒，同研净练酒调尝。

竹皮汤

竹茹也。

汤制竹皮奇，一升青竹皮，独和新水煮，分半服饥时。

控引睾丸

睾丸，即外肾子也；控引，痛连小腹，引上而疼也。

控引睾丸子，食茱芫兰花，陈皮茴楝实，研末糊丸嘉。

仓卒散

仓卒，急遽之貌。言痛之甚待药之连也。

仓卒急投散，山栀存性烧，去脐煨附子，煎入酒盐调。

寸金丸

言药之效，贵如寸金也。

寸金丸子玄胡索，全蝎芦巴归白芍，桑螵茴木五灵脂，桃核荜澄川楝作。

宣胞丸

言宣散肾胞之肿也。

宣胞丸糊方，川内木通良，生熟牵牛末，斑蝥炒木香。

禹功散

禹，疏通九河，有治水之功；牵牛，善能利水，用之以治水疝而有功，故名之也。

禹功水疝优，却用黑牵牛，茴香加倍半，姜汁共调修。

诸血门

升阳去热和血汤

血随气行，阳气陷下，而为肠风。用升麻，以提其气；丹皮，以泻其火；当归，以调其荣也。

升麻去热和血汤，肉桂升陈芍药当，甘草地黄生熟用，芄芪苍术牡丹良。

肠风黑散

血见黑而止，以色克也。

肠风黑散槐花角，枳壳分同荆发烧，甘草却和分壳碾，猬皮同入药灰调。

聚金丸

言芩、连之色也。

聚金四制连，防芩各十钱，面糊为丸子，枳汤泔浸鲜。

剪红丸

能止大便之红，如剪断之也。与剪红丸以色制而名者不同。

剪红侧柏炒令黄，制续归茸酒醋浆，炮附烧矾胶用炒，黄芪同研糊丸良。

四生丸

方用生薄荷、生艾、生柏叶、生地黄也。

四生四药生，艾叶薄荷停，柏叶同生地，丸如鸡子形。

结阴丹

固结其阴血也。

结阴枳壳陈，芪芥共椿根，荷首成灵末，为丸醋饮吞。

茜梅丸

茜根、乌梅，酸以收之也。

茜梅茜草根，艾叶用须匀，折半乌梅肉，为丸炼蜜新。

锦节膏

锦，锦绮，用以烧灰；节，藕节也。

锦节寻真锦，同烧藕节灰，乳香丸炼蜜，噙化聚津推。

双荷散

藕节、荷叶顶，本荷一种，故名双荷。

双荷圣惠名，藕节干荷顶，[①] 每匕蜜同擂，服之卒病醒。

云雪散

云雪，即寒食面也。

云雪散方名，蒲黄寒食面，生研冷水调，治血真堪羡。

双金散

黄连、郁金也。

散子双金称，黄连共郁金，同研调蜜服，加脑效尤灵。

恩袍散

宋制第进士者，恩赐绿袍，故诗有云：绿袍着处君恩

---

① 双荷圣惠名，藕节干荷顶：至上文"聚金四制连，防芩各十钱"原在"寸金丸"七言方歌第二句后，从药物组成及方解、方歌推其为诸血门方药中，此为错简，据其乙正。

重。又《楚辞》云：制芰荷以为衣。方用绿荷叶，故名焉。

治血恩袍散，蒲黄荷叶将，每服三钱末，浓调桑白汤。

医师固荣散

《周礼》：医师，掌医之政令。此其所制之方也。

医师固荣散，白芷地榆伴，甘草真蒲黄，共研调酒暖。

逐瘀汤

瘀，积血也。本草云：大黄、桃仁，主下瘀血。

逐瘀桃仁地黄芎，蓬术阿胶芷木通，赤芍茯神苓枳壳，五灵甘草大黄功。

痔漏门

五痔散

痔有五种，一牡痔，二肠痔，三气痔，四牝痔，五脉痔。一云：五药能治五痔也。又名五灰散。

五灰鳖甲豕悬蹄，蛇蜕蜂房刺猬皮，存性各烧随证倍，麝香调服食先时。

生肌散

用药以长肉也。

生肌寒水石，龙骨共胭脂，轻粉同研贴，疮消即长肌。

玉红散

以色言也。

玉红先炼硇，次共白矾烧，朱砂同研末，敷用唾津调。

代针膏

针，古之砭石也，以膏点患处，自然穿溃，如用针也。

溃痔代针膏，先将枳壳掏，中装巴豆粒，入罐醋汤熬。

龙石散

用龙骨、石膏也。

龙骨黄丹芷，石膏龙骨煅，同研斟酌用，大小看疮搽。

脱肛门

钩肠丸

脱肛，下言用药以钩起之也。

钩肠二附半南星，诃子瓜蒌胡核仁，枳壳猬皮矾白绿，鸡冠同研糊丸匀。

文蛤散

五倍子之别名也。

五倍名文蛤，蛇床矾水煎，洗完研赤石，蕉叶托之痓。

紫蔲膏

用紫背蔲菜为膏也。

紫蔲捣膏优，煎硝洗脱头，先将蕉叶托，次贴自然收。

遗溺门

秘元丹

言禁固元气，使不遗溺也。

秘元龙骨君，诃子缩砂仁，共研灵砂末，丹成糯粥新。

鸡内金

鸡胵胵之内黄皮也。

鸡内金胵胵，连肠洗净皮，焙干存性用，男女视雄雌。

缩泉丸

缩，敛也；泉，小水也。

缩泉益智仁，乌药天台珍，酒烹山药汁，为糊作丸新。

补脬饮

补膀胱也。

补脬白及末，千叶牡丹根，共煮黄丝绢，如锡不语吞。

咽喉门

玉钥匙

喉痹之证，锁喉风为最重。言药之效，如匙之启锁也。

喉方玉钥匙，片脑焰硝奇，硼砂蚕白末，装入竹筒吹。

绛 雪

朱砂之色红也，故名绛。

绛雪用辰砂，马牙龙脑些，硼砂寒水石，掺舌咽津嘉。

玉屑无忧散

玉屑，言药末之色；无忧，喜其病之去也。

玉屑无忧山豆根，黄连贯众缩砂仁，玄参滑石同寒水，荆芥硼砂甘草苓。

龙脑破毒散

龙脑，冰片也，能散喉风之热毒。

龙脑破毒散，蚕硝脑麝香，蒲黄甘草黛，马勃共研良。

碧 雪

药之色也。与前碧雪不同药。

碧雪治痰炎，硼砂灯草灰，同研为细末，吹入即喉开。

青龙胆

青鱼胆，鳞属，故托名也。

方用青龙胆，青鱼腊月寒，胆矾装胆内，高挂待阴干。

眼目门

明目流气饮

七情之气，郁结不散，上攻眼目，则为昏花肿痛也。言用药以流利其气，则目可明也。

明目流气炒牛蒡，玄参芎菊芥辛防，蔓荆木贼芩甘草，草决栀藜苍大黄。

洗肝散

言去肝经之风热，如水浣洗也。

洗肝羌活当，甘草共芎防，大黄和薄叶，为末水调良。

洗心散

亦上意。方见火门。

拨云散

言药消翳膜而睛见，如拨云而见日也。

拨云和剂方，羌活共柴防，甘草同研末，薄荷苗菊汤。

蝉花无比散

蝉首之上，有小角如花，明目消风，他药无与比亚也。

蝉花无比茯防风，蛇蜕羌归石决芎，甘草蒺藜苍术芍，同研蝉蛇最为功。

白龙散

白，硝之色；龙，龙脑也。

白龙散子真奇绝，五两芒硝如白雪，银锅瓦盖慢熬溶，龙脑共研功效烈。

卷帘散

言药退翳膜，如帘而无蔽障也。

卷帘甘石朴硝先，腻粉铅霜两用连，铜绿二矾硇滴乳，青盐通共白丁研。

加减驻景丸

日光之影为景，没则昏矣。言药能驻景，使不昏也。

加减驻景圆，车前熟地联，菟丝归楮实，枸杞味椒川。

养肝丸

肝，开窍于目而藏血，目得血而能视，血虚则昏，故养之也。

养肝归芍芎，楮实共防风，熟地车前子，蕤仁丸蜜功。

助阳和血补气汤

气，则阳也，然气有形，而阳无形，故重言之。言用药和血补气，以明目也。

助阳和血汤，白芷升柴防，甘草蔓荆子，芪归酒洗良。

散热饮子

言消散风热，以明目也。

散热用防风，黄连羌活同，黄芩俱等分，煎服即成功。

五黄膏

黄连、黄檗、黄芩、黄丹、大黄，五者为膏，以治目也。

五黄黄檗先，芩丹大黄连，水调膏子贴，须在太阳边。

紫金膏

药色如紫金也。

紫金多白蜜，诃子水沉试，柳槐搅药熬，旋下黄丹备。

槿杨膏

方用木槿条、杨柳枝也。

槿杨洗眼膏，先剉槿杨熬，滤汁和甘石，同煎又洗高。

电掣膏

用药以点眼，明如电掣也。

膏名为电掣，黄连多艾叶，烧灰淋汁清，洗点神功捷。

春雪膏

药之色白，点之自化，如春雪也。

春雪研蕤仁，同调蜜用生，重和加片脑，点目即光明。

五蜕还光丸

蝉蜕壳、蛇蜕皮、蚕蜕尔、猪蜕爪甲、猬蜕刺皮也，取五蜕以退目之翳膜也。还光，犹言复明也。

五蜕还光丸，猪蛇蝉猬蚕，防风苍术枳，草决蜜为圆。

日精月华光明膏

左眼为太阳，日之精也；右眼为太阴，月之华也。日月有精华，则自光明也。

日精月华光明膏，石决归诃连去毛，水浸砂锅先入煮，梨胰①次下用绵掏，黄丹甘石硝铜绿，硼乳防矾没药熬，轻粉天花槐柳搅，麝香片脑共调高。

罗汉应梦丸

昔有徐道亨者，性至孝②。老母病目，食蟹而丧明，乃日诵般若经，以祈③光复。忽一夕，梦罗汉授此方，母服而目复明，因遂名焉。

罗汉应梦丸，当归蝉蜕摊，夜明沙木贼，丸末煮羊肝。

抽风散

抽，拔也。言药能救去眼中之风也。

抽风芩大黄，桔梗细辛防，车前玄参共，芒硝性最良。

鸡距丸

鸡爪④黄连也。一云：丸如鸡距注眼大。

鸡距用干姜，蕤仁鸡舌香，连矾胡粉末，枣肉共丸良。

---

① 胰：原作"胰"，据日精月华光明膏组成改。
② 孝：原无，据文义补。
③ 祈：原作"析"，据文义改。
④ 爪：原作"瓜"，据鸡爪黄连药名改。

夜光丸

服之久，则夜能视也。

夜光椒菊甘，生地汁调摊，日晒休令燥，同春①炼蜜丸。

点眼金花水

一用黄连，浸水而点目，其色黄，故云金花。

点眼金花水，铜音腻粉连，杏仁硇滑石，脑乳艾铜钱。

菩萨散

梵语神佛与菩萨华言。菩，普也；萨，济也，犹言普济众生也。释家有光明佛。方能明目，有神效，故名之也。

菩萨威灵沸草亲，寄奴羌活共栀仁，石膏龙胆牛蒡子，桔梗车前木贼茵，薄叶黄芩香白芷，谷精甘草菊花辛，蒺藜枸杞芎防芍，草决连翘共碾匀。

万寿地芝丸

地芝，甘菊花也。菊，一名傅延年，故方称万寿也②。

万寿地芝丸，菊花须用甘，天门姜枳壳，丸蜜下茶堪。

---

① 春：原作"春"，据文义改。
② 称万寿也：至拜堂散文原在黄马散前，从药物组成及方解、方歌推其为眼目门方药，此为错简，据其乙正。

剪霞膏

霞，日旁之彤云也。言目中赤肿，翳膜如霞，药能治之，如剪去也。

剪霞雄麝当，连乳白丁香，甘石黄丹粉，海螵熬就良。

观音散

释氏有千眼观音，能救百难苦，故名之也。

观音血竭蔓灵仙，熊胆参归石决连，地骨蚕蝉蛇蜕蔚，芎苍木贼共车前。

圆明膏

药治瞳子散大，勤点眼，收睛圆明也。

退翳圆明点眼膏，麻黄去节用先熬，柴归生地连诃草，剉入汤中共蜜挠。

拜堂散

言效之速，即能拜堂，不以申谢也。方用五倍子为末，贴眼弦破赤处。

耳聋门

补肾丸

耳为肾之窍，肾气不足，则重听也。药用羊肾，以补肾也。

补肾山茱桂附姜，菟蛇远戟牡苓防，泻芪归斛甘生地，细芍参苁羊肾菖。

红绵散

红，胭脂也；绵，以绵醮药送耳中。盖互名之也。

治耳红绵散，胭脂矾麝功，碾将绵杖醮，送入耳门中。

蜡弹丸

溶蜡和丸，如弹子也。

蜡弹蜡为丸，茯苓山药干，杏仁同碾就，耳重一丸安。

聪耳益气汤

元气足耳聪，故益之也。

聪耳益气汤，参芪白术当，柴升荆芥橘，甘草石菖防。

竹蛀散

用虫蛀竹屑也。

竹蛀蛀竹末，矾胭同麝撮，细研鹅管①吹，入耳功如夺。

黄马散

黄，黄檗；马，马齿苋也。

---

① 管：原作“官”，据文义改。

黄马耳疮患，檗皮马齿苋，细研绵裹停，内外傅无间。

鼻塞门

御寒汤

御，止也。寒气入鼻，则寒而不利，故御之也。

御寒甘草宜，升芷款冬芪，佛耳羌防术，参连陈檗皮。

赤龙散

赤，赤小豆；龙，龙脑香也。

赤龙小豆赤，龙脑同瓜蒂，黄连共碾匀，入鼻须通嚏。

二丁散

丁香、苦丁香也。

散方名二丁，丁香更苦丁，石膏同粟豆，吹鼻即闻馨。

瓜丁散

苦瓜蒂也。

鼻塞瓜丁散，瓜丁共细辛，同研绵裹末，塞①鼻识香腥。

卷之四

一六一

口舌门

柳花散

言口舌之疮，形如柳花，方因形而名者也。

柳花胡索先，青黛檗黄连，密陀僧共碾，掺口即流涎。

兼金散

兼金，好金，价倍于常者也。又黄连之色如金，用细辛一味以兼之也。

散子号兼金，黄连共细辛，水揩疮处掺，药上即通津。

绿云散

言药色也。

绿云治舌疮，铜绿白铅霜，等分同研末，干搽舌上良。

泻黄散

黄，中色，言泻脾胃中之火也。一云：泻，泽泻；黄，黄檗也。

泻黄脾气清，黄檗共茵陈，泽泻芩连茯，同煎栀子仁。

赴筵散

言以药掺口①疮，移时即愈，便可赴筵而饮食也。

赴筵五味子，蜜炙檗皮使，滑石同研末，掺疮涎出美。

走马散

言治走马疳也。

走马口疳名，山栀掐去仁，装填矾柳叶，存性碾烧匀。

蟾酥绵

以绵醮蟾酥而用也。

法制蟾酥绵，硼砂脑麝联，醮汁须令尽，绵干贴患边。

水火散

又名阴阳散。黄连苦寒为阴，干姜辛热为阳也。

水火阴阳名，连寒姜热辛，均平为细末，掺上水津津。

牙齿门

清胃散

清散阳明胃经之火，而止牙龈之痛也。

---

① 口：原作"日"，据文义改。

清胃牡丹皮，升麻生地归，黄连煎水服，热盛即几稀。

逡巡散

逡巡，却退貌。言药能使疾须臾而离也。

逡巡散子方，全蝎高良姜，同研为末擦，涎出漱盐汤。

开笑散

言药治之痛止，开口而笑也。

开笑炒蜂房，细辛荜拨姜，川椒香附芷，研末擦牙香。

陈希夷刷牙散

希夷先生陈抟所制之方，因名也。

希夷精制擦牙方，皂角升辛熟地黄，木律姜连槐角子，青盐荷蒂火烧良。

玉池散

口为玉池，言病在口内，故治口也。

玉池辛芷芎，地骨升防豆，藁槐甘草归，未擦还煎漱。

疮毒门

排脓托里散

恐毒气入内，故托而出之，以推去其脓。

排脓托里散，赤芍地蜈蚣，甘草当归酒，调吞即溃脓。

五香连翘汤

五香，丁、沉、木、麝、乳是也；连翘，解诸毒之要药也。

五香连翘汤，丁木①（木力）麝沉香，乳寄通甘独，射干升大黄。

玉枢丹

枢，北辰星名。道家有《玉枢经》，言稽首北辰而诵之，能解诸厄，故名之也。

玉枢文蛤洗，大戟千金子，茨菰共麝香，糯粥同舂是。

一醉膏

药用酒煎，服之令人醉也。

膏名一醉休，没药大瓜蒌，甘草无灰酒，同煎服尽优。

烟霞乳香定痛散

烟霞，物外之称，若仙之所制也。

乳香定痛散，粟壳制之良，白芷多甘草，同煎入乳香。

---

① 木：原作“未”，据五香连翘汤组成改。

飞龙夺命丹

蜈蚣，一名天龙，性善飞走。言毒能致命，药可回生，又名再生散。

飞龙夺命竭天龙，轻粉朱砂乳麝雄，水石蟾酥铜绿没，海羊矾脑裹咀葱。

水沉膏

以白及末入水中，澄之，取沉下者以为膏也。

经验水沉膏，单研白及掏，水澄须去脚，摊纸贴疮高。

四圣散

与前风门七圣义同。

三因四圣散，海藻决明烧，瞿麦和甘草，同研米饮调。

玉粉散

言药末之色，如玉粉也。

玉粉粟米粉，定粉又蛤粉，滑膏寒水脂，龙骨俱研粉。

玄武膏

玄武，北方之神。言膏色黑而且验，故名之也。

玄武先巴豆，油同木鳖熬，更将槐柳搅，丹入即成膏。

二金散

方用鸡内金、郁金也。

二金鸡内金，名共郁金称，研末□疮颊，盐汤洗净澄①。

四虎散

言南星、草乌、半夏、狼毒，四药之性，悍烈如虎也。

四虎加狼毒，天南并草乌，同研生半夏，蜜醋共调敷。

一上散

一上而愈之谓也。

一上雄硫黄，斑蝥狗脊将，蛇床寒水石，研末和油香。

如冰散

言敷热毒，其凉如冰也。

如冰多朴硝，寒水石须烧，蛤粉和冰片，同研白芷调。

护心散

恐毒气攻心，故护之也。

散方名护心，甘草朱砂停，豆粉调汤服，为心障毒屏。

---

① 澄：原作"登"，据文义改。

龙虎交加散

龙虎，阴阳之异名也；交加，阴中有阳，阳中有阴，血气和同也。或云：药用水火制度也。

龙虎交加焙木香，煨芎炙草去罂穰，面包白芷惟研芷，加减先须视若疮。

荣卫返魂汤

荣，阴血也；卫，阳气也；返魂，犹言回生也。

荣卫返魂汤，木通甘草当，首乌乌药芍，芷壳炒茴香。

折伤门

鸡鸣散

日交巽木而鸡鸣，鸡既鸣，则阳气随动，而人之血气亦应时而行，故于此时服药，以行瘀血也。

散制鸡鸣时，桃仁须去皮，大黄蒸酒研，煎酒服依期。

走马散

言其效之速也，又能使疾复原，而堪走马也。

折伤走马散，荷柏叶生攒，骨补多鲜皂，同调姜汁摊。

紫金散

方有紫金皮也。

紫金皮与降真香，补骨蒲黄续断当，牛膝无名硝琥珀，桃仁苏木酒调良。

济阴门

四物汤

妇人得血以为用，故恒多血病。当归和血，川芎行血，芍药调血，熟地补血，方用四物，以为妇人调理之主药也。

女门四物汤，川芎白芍当，酒蒸干熟地，等分共煎良。

逍遥散

逍遥，翱翔自适之貌。言药能使病安，则清暇而自在也。

逍遥名散平，甘草术柴胡，白茯当归芍，姜煎末用粗。

内金鹿茸丸

内金，鸡膍胵内黄皮；茸，鹿血之精也。

内金鹿茸心，桑螵苁附蛎，味芪龙骨研，炼蜜同修制。

壬子丸

以壬子日修合药。壬子，犹言妊子也。

壬子丸修壬子日，吴茱白蔹①辛苓入，参归附朴桂心菖，膝没乳香同白及。

镇宫丸

言安镇子宫也。

镇宫丸用禹余粮，香附胶苓血竭当，紫石川芎代赭石，鹿茸阳起炒蒲黄。

十灰丸

与痨瘵门十灰散义同。

十灰黄绢共棕榈，马尾蒲黄并血余，藕节莲蓬绵艾叶，松皮烧末糊丸诸。

续嗣降生丹

昔焦公无嗣，过五台山，僧授此方，服之生子，故名也。

续嗣降生丹，秦芄桔石菖，芍防龙齿膝，牡蛎桂心当，乌药川椒半，吴茱益智姜，茯神辛杜仲，砂入附煨良。

独圣散

防风一味，曰圣，神之也。又方，独用黄葵子七十粒，亦名此。

独圣散方乔，防风一味饶，去芦将碾末，酒煮面清调。

---

① 蔹：原作"脸"，据文义改。

玉烛散

《尔雅》云：四时和气，谓之玉烛。言药能和气也。

玉烛当归朴，川芎枳芍硝，大黄和熟地，姜引共煎饶。

大效拱辰丸

北方星曰辰，属水。妇人以血为水。言药能补血海，使血拱辰，而有大效也。

大效拱辰茸角霜，归乌乳没木沉香，玄胡酸枣苁蓉桂，柏子参芪琥珀姜。

济阴丹

言方能有益于女人也。

济阴艾芍芎归地，香附一斤分四器，酒便醢盐浸一宵，煮干晒碾为丸饵。

秋霜丸

言秋石之色，白如霜也。

秋霜丸子方，秋石独研霜，烂捣成膏枣，同丸下醋汤。

二豆散

白豆蔻、内豆蔻也。

二豆散中双豆蔻，二丁二术附苓参，茴香巴戟同山药，甘草姜苏栝桂心。

仓公散

汉太仓令淳于意所制之方也，意官太仓久，故称仓公。

仓公瓜蒂雄，矾石火煅融，共碾黎芦末，轻吹入鼻中。

清六丸

用清化丸与六一散同服也。

方名清六丸，六一用全单，红曲研加入，还同他药餐。

玉露散

玉露，乳汁也。言服之能行乳汁也。

玉露甘草苓，芎归芍药参，同研芷桔末，煎服乳如淋。

金液丸

水银，乃白金之液也。

金液丸中三味烧，血余羊粪共飞毛，灶土朱砂丸粽角，黑铅先和水银熬。

无忧散

言药能使易产，子离母怀，而无复可忧也。

无忧散治胎，乳木芍芎裁，当归甘枳壳，猪血血余灰。

霹雳夺命丹

言药急烈，能下死胎，以夺回母命也。

霹雳夺命金银箔，血余丁香千里马，蛇蚕二蜕水银铅，猪血为丸胎即下。

火龙散

道家云：龙从火里出。以其治心火也。

火龙川楝子，更用小茴香，分艾将盐炒，治娠心痛良。

大效琥珀散

言药色如琥珀也。

琥珀散方灵，天台乌药馨，当归蓬术末，止痛更行经。

暖宫丸

言用硫黄、附子，以暖子宫也。

暖宫丸糊修，附子共生硫，赤石余粮制，螵蛸海上收。

涌泉散

言无乳服之则乳出，如涌泉也。

涌泉瞿麦穗，山甲麦门冬，王不留龙骨，同研酒拌溶。

抵圣汤

抵，至也。言药之灵，可以至圣也。

抵圣谓汤神，人参半苓陈，泽兰甘草等，姜引共煎新。

卷荷散

荷初出而未舒者也。

卷荷初出叶，用纸炒蒲黄，共碾红花末，丹皮酒洗当。

赤龙皮

言槲皮之色赤也。

槲即赤龙皮，三升细切之，同煎一斗水，干半洗疮奇。

乌啄丸

乌头之形，如乌啄也。

乌啄即乌头，牡蒙巴豆收，苁膏姜桂碾，藜半共丸修。

三分散

四物、四君子、小柴胡三汤，各用一分也。

产后三分散，柴胡八味汤，三方俱取一，引枣又生姜。

三之一汤

妇人以血为主，故四物全用之；小柴胡以治寒热，但用三之一也。

名三之一汤，四物用全方，小柴胡三分，取一共
煎良。

七星丸

七星之中有天枢，而为旋幹；七药之中有巴豆，而能
运动行利，故拟而名之也。

七星巴豆煎，丁木乳香联，肉蔻朱砂末，槟榔面
糊圆。

黄龙汤

龙之灵，变化莫测，其色有五，黄龙应中，在人主脾
土。药能补中，效验之灵，以比龙也。

黄龙一分芩，甘草等人参，独用柴胡倍，扶中又
济阴。

灵根汤

灵根，菖蒲也。歌曰：上界真人好清净，见此灵根当
大惊。

灵根九节①菖，甘草炙之良，苍术须泔浸，同煎入
枣姜。

明月丹

沈内翰云：孙元规此方能活人。江阴万融病劳，四体

---

① 九节：原作"丸节"，《别录》云："一寸九节者良"，故改。

如焚，睡困梦人，腹拥一月大如盘，明下不可正视①，逼人心骨皆寒，因悸寤。俄闻扣门声，则元规使人遗药也，服之遂瘥。问其名，则曰明月丹也。方惟兔屎、硇砂。《集验方》名兔屎为瓮月砂，故名之。

奇方明月丹，兔屎共硇摊，七七俱如数，同研生蜜丸。

交加散

用生地黄汁炒生姜滓，生姜汁炒地黄滓。生姜，辛热为阳；地黄，苦寒为阴。盖取阴中有阳，阳中有阴，故名交加。

交加散子当归芍，官桂蒲黄齐等着，姜炒生黄黄炒姜，同研更入玄胡索。

鹤顶丸

赤石脂为衣，红如鹤顶也。

鹤顶附姜归，吴茱蛎艾随，龙骨同丸糊，为衣赤石脂。

诜诜丸

《诗》云：宜尔子孙，诜诜弓②。言药令人多子也。

---

① 明下不可正视：《苏沈良方·卷第五·诸劳明月丹》作："明烂不可正视"。

② 宜尔子孙诜诜弓：《诗经·螽斯》："螽斯羽，诜诜兮。宜尔子孙，振振兮。"

诜诜术桂当，石斛泽兰姜，芎芍玄胡索，丹皮熟地黄。

独行散

独用五灵脂一味，以行血也。

拔粹独行散，灵脂半熟生，细研调酒服，血晕即时醒。

来苏散

其来苏之义也，药来其苏。

来苏芍药宜，甘草木香芪①，曲蘗阿胶苎，生姜糯橘皮。

息风散

息，止也。言能止息产后之风也。

散名为息风，荆芥独加烘，细研为末服，豆酒小便通。

佛手散

释家五戒，手不杀生。言药善活人也。一名君臣散，当归三两为君，川芎二两为臣。

佛手是良方，芎归二味将，同煎令酒尽，入水再成汤。

---

① 芪：原作"底"，据来苏散组成改。

达生散

达（他末反），羊子也。达之字，双牵双辵。妇人之生首子，其产最难，惟羊产独易。《诗·生民篇》云：先生如达，不坼不副，无灾无害。言此药服之，如羊之易产，而无患也。

达生用白芍，陈皮归腹皮，葱叶黄杨叶，甘苏参术宜。

活幼门

抱龙丸

抱，保也；龙，东方之神，属肝也。《内经》云：诸风掉眩属肝木。方治惊风，故名也。

抱龙天竺黄，牛胆制天南，雄麝辰砂末，丸膏用蜜甘。

撮风散

治撮口脐风也。

撮风赤蜈蚣，全血白殭虫，钓藤朱麝末，竹沥共调功。

紫霜丸

紫，疵色也；霜，巴豆霜也。又名紫霞丸。

紫霜巴豆霜，赤石杏中穰，代赭丸蒸饼，专攻乳食伤。

平和饮子

平，平肝木；和，和脾土也。又云平和之药也。

平和饮子名，甘草茯苓升，人参煎水服，白术弱须增。

调解散

陈皮、甘草以调中，紫苏、葛根以解肌也。

调解半川芎，青陈桔木通，参苏甘草葛，枳壳枣姜同。

金星丸

郁金、南星也。

天南星郁金，巴豆去皮心，腻粉雄黄末，为丸醋糊任。

红绵散

红，苏木、胭脂也；绵，丝绵裹药煎也。与耳门红绵散不同药。

红绵蚕蝎全，苏木天麻脂，砂葛麻黄芥，星防绵裹煎。

定命丹

命因风危，药以定之也。

定命蝎天麻，南星白附砂，麝香龙脑黛，轻粉粟丸嘉。

肥儿丸

言童子赢瘦，药能长肌肉也。

肥儿连木香，曲麦共槟榔，肉蔻使君子，同丸面糊良。

一粒金丹

用金箔为衣，每服一丸也。

一粒金丹玳瑁犀，参苓琥珀取砂飞，甘防水石同龙脑，米糊为丸金箔衣。

凉惊丸

热极则生惊风，故用清凉之药以定之也。

凉惊连麝香，青黛钩藤防，胆草同龙脑，牛黄丸糊良。

五生丸

三生丸加生半夏、生大豆，合为五也。

五生五药生，附半豆乌星，滴水同丸末，姜汤送下灵。

烧针丸

言用针抢丸子，于灯上烧而服之也。

烧针砂枣膏，丹碾白矾烧，丸就穿针抄，灯烧泔水调。

绿袍散

言绿豆末、荷叶汁也。

敷丹绿袍散，绿豆大黄研，蜜共姜荷汁，调涂效入玄。

五福化毒丹

五福者，寿富、康宁、攸好、德考、终命也；化毒者，消化诸毒，而生可致五福也。

五福化毒丹，人玄桔茯攒，马牙甘草麝，青黛蜜和丸。

益黄散

脾胃属土，其色黄。言补益脾胃之药也。

益黄散子奇，诃子青陈皮，丁香甘草炙，养胃更和脾。

无价散

有人、猫、猪大粪，腊日烧炼而为散。痘黑陷欲死者，服之愈，如无价宝也。或曰：药不待价而得，故曰无价。

无价何须问，人猫猪大粪，烧灰存性研，蜜汤调等分。

画眉膏

方能断乳。候儿睡时，以膏涂两眉，醒则不思乳矣。

画眉断乳奇，栀子用黄雌，轻粉朱砂末，油调抹子眉。

褐丸子

言色如褐也。

褐丸卜子棱，莪术木香陈，生熟牵牛末，青皮椒糊匀。

蒸鸡丸

以药内鸡腹，蒸熟为丸也。

蒸鸡丸子用芜荑，鹤虱柴连知母齐，丹参君子秦芄末，内入鸡中蒸熟鸡。

泼火散

言治热如水泼火也。

泼火渴烦除，黄连用去须，青皮赤芍药，调水地榆俱。

五疳保童丸

心为惊疳，肝为风疳，脾为食疳，肺为气疳，肾为急疳。言丸通治五疳，保全孩童也。

五疳保童麝雄蟾，倍子芜荑青二连，熊胆夜明龙胆荟，天浆青黛楝根全。

胜雪膏

言白过于雪也。

膏名胜雪方，脑子共铅霜，好酒研膏待，涂疮热即凉。

子丑丸

子，鼠粪；丑，牵牛也。

子丑散名幽，鼠粪黑牵牛，等分同研末，陈皮汤下优。

太乙丹

太乙，天之贵神，以此名方，盖神之也。

太乙天浆子，南星白附砂，防风全蝎麝，白①茯共天麻。

金枣丹

以金箔为衣，丸形如枣子也。

金枣天麻二术芎，两头防蝎细辛雄，朱砂乌芷麻黄糯，金箔为衣若枣同。

水甲散

水甲，螺蛳壳也，烧灰，能治心疼。

水甲是田螺，松柴薄片罗，同烧研壳末，汤散任调和。

六气方附

敷和汤

木气太过曰发生，不及曰委和，平曰敷和。敷和者，

---

① 白：原作"曰"，据太乙丹组成改。

平厥阴风木也。

敷和汤子干姜枣，枳壳陈皮同国老，半夏诃苓五味全，欲平风木随加导。

升明汤

火气太过曰曦赫，不及曰伏明，平曰升明。升明者，平少阳相火也。

升明汤内紫檀馨，半夏青皮酸枣仁，车子蔷藤姜国老，随时火郁用加频。

备化汤

土气太过曰敦阜，不及曰卑滥，平曰备化。备化者，平太阴湿土也。

备化汤中熟地黄，茯苓附子木瓜干，覆盆甘草生姜膝，湿土随时加减餐。

审平汤

金气太过曰坚成，不及曰从革，平曰审平。审平者，平阳明燥金也。

审平汤用紫檀香，远志山茱芍药姜，甘草天冬同白术，燥金加减并依方。

静顺汤

水气太过曰流衍，不及曰涸流，平曰静顺。静顺者，平太阳寒水也。

静顺汤先干木瓜，茯苓诃膝附防嘉，干姜国老同诸药，水运司天按节加。

正阳汤

正阳，君火也。言药以平少阴君火也，使无太过不及，则五化均衡也。

正阳汤以白薇先，芎芍当归桑白联，旋覆玄参姜国老，岁时君火任加煎。

释方歌括，友人珍秘之。闻他之珍情，欲观之，恳求假借誊①写已成。心鄙厌之不是知己、知人之道，才足课儿辈耳。文化改元五月木日素须恒德记。

---

① 誊：原作"腾"，据文义改。

总 书 目

I

本　草

药征	识病捷法
药鉴	药性提要
药镜	药征续编
本草汇	药性纂要
本草便	药品化义
法古录	药理近考
食品集	食物本草
上医本草	食鉴本草
山居本草	炮炙全书
长沙药解	分类草药性
本经经释	本经序疏要
本经疏证	本经续疏证
本草分经	本草经解要
本草正义	青囊药性赋
本草汇笺	分部本草妙用
本草汇纂	本草二十四品
本草发明	本草经疏辑要
本草发挥	本草乘雅半偈
本草约言	生草药性备要
本草求原	芷园臆草题药
本草明览	类经证治本草
本草详节	神农本草经赞
本草洞诠	神农本经会通
本草真诠	神农本经校注
本草通玄	药性分类主治
本草集要	艺林汇考饮食篇
本草辑要	本草纲目易知录
本草纂要	汤液本草经雅正
	新刊药性要略大全

淑景堂改订注释寒热温平药性赋

方　书

医便

卫生编

袖珍方

仁术便览

古方汇精

圣济总录

众妙仙方

李氏医鉴

医方丛话

医方约说

医方便览

乾坤生意

悬袖便方

救急易方

程氏释方

集古良方

摄生总论

摄生秘剖

辨症良方

活人心法（朱权）

卫生家宝方

见心斋药录

寿世简便集

医方大成论

医方考绳愆

鸡峰普济方

饲鹤亭集方

临症经验方

思济堂方书

济世碎金方

揣摩有得集

亟斋急应奇方

乾坤生意秘韫

简易普济良方

内外验方秘传

名方类证医书大全

新编南北经验医方大成

临证综合

医级

医悟

丹台玉案

玉机辨症

古今医诗

本草权度

弄丸心法

医林绳墨

医学碎金

医学粹精

医宗备要

医宗宝镜

医宗撮精

医经小学

医垒元戎

证治要义

松厓医径

扁鹊心书

IV